患者さんと家族を支える

End of Life ケア

エンド　オブ　ライフ

編著　林 ゑり子

医学監修　上村恵一

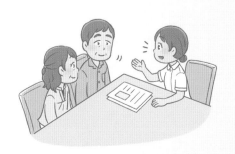

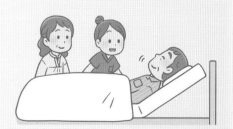

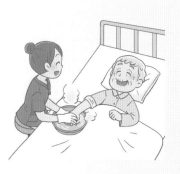

照林社

はじめに

　本書は、「終末期・看取り期の看護に役立つ書籍を編集してもらえませんか？」という依頼から始まりました。そのときに考えたのが、「看取り期の死が差し迫った状況より、もう少し早い段階からのケアについてまとまった書籍があるとよいのでは」ということです。

　そこで、「End of Life ケア」の書籍とすることにしました。「Life」には人生・生活という広い意味があります。また、「End of Life（EOL）」には、「終末期」や「ターミナル」といった言葉よりもやわらかなイメージがあり、人生の幕を閉じようとする時期という包括的な意味があります。

　私は、藤沢湘南台病院で年間約200人の患者さんと出会い、お別れを経験してきました。そのなかで、「がん終末期」「残された時間がどれくらい」といった差し迫った時間で対応するというよりも、「その人自身が、病気や老いという過程を経て、人生を終えようとしている」ととらえながらケアをしてきました。その過程で必要なケアは多岐に渡るため、本書の構成も、場面・疾患・症状といった、多方向から確認できるものとしています。

　ちなみに、「ケア」という言葉は、私自身がこれまでの日常を振り返ると、患者さん・家族とのかかわり通じて、病棟カンファレンス、看護記録、がん看護専門看護師としての教育・相談活動、講義・執筆など、あらゆる場面を通して、最も多く使っている言葉であることに気づきました。私にとって、それだけ大切にしている言葉なのです。

　私が経験したEnd of Life ケアでは、痛みや呼吸困難が緩和した患者さんが、冗談を言って笑顔を見せてくれたことや、家族と感謝を伝え合って旅立っていったこと、もうすぐ亡くなりそうな患者さんのそばにいる家族に、マッサージや口の渇きをうるおすケアを伝えたところ、「自分たちも役に立ててよかった」「思い出になった」と言ってくださったこと、これまで絶縁状態だった家族が再会したこと……というように、人と人とのつながりをあらためて確認できる場面にたくさん出会いました。

　身体的・精神的な負担が大きいEnd of Lifeにおいて、患者さんと家族には、少しでも快適に、かけがえのない時間を過ごしてもらいたいと考えます。そのために必要なケアについて、エキスパートのみなさんとともに執筆し、まとめ上げたのが本書です。ぜひ、臨床で役立てていただけましたら幸いです。

2023年6月

林　ゑり子

編著者一覧

編集・執筆

林　ゑり子　横浜市立大学医学部看護学科 がん看護専門看護師

医学監修

上村恵一　国家公務員共済組合連合会 斗南病院 精神科科長・診療サポート室室長

執筆（執筆順）

川村三希子　札幌市立大学看護学部看護学科 成人看護学領域 教授

伊藤奈央　岩手医科大学看護学部 講師 がん看護専門看護師

宮崎万友子　飯塚病院 緩和ケア認定看護師

矢野和美　一宮研伸大学大学院 がん看護専門看護師

岡山幸子　宝塚市立病院 看護部 緩和ケア病棟 緩和ケア認定看護師

大西アイ子　宝塚市立病院 副院長兼看護部長

井上さよ子　愛知県がんセンター 看護部 副師長 がん看護専門看護師

重野朋子　三友堂病院 がん看護専門看護師

坂本理恵　国家公務員共済組合連合会 横須賀共済病院 がん看護専門看護師

小原由里　一般財団法人同友会藤沢湘南台病院 医療福祉相談室 室長

吉松知恵　医療法人社団南星会 湘南ライフタウン診療所 ソーシャルワーカー

前滝栄子　京都大学医学部附属病院 がん看護専門看護師

賢見卓也　NPO法人がんと暮らしを考える会 理事長／看護師

三堀いずみ　湘南医療大学保健医療学部看護学科 助教 がん看護専門看護師

小野聡子　北海道公立大学法人札幌医科大学附属病院 医療連携福祉センター 副センター長
がん看護専門看護師

飛田篤子　ファミリー・ホスピス本郷台ハウス ホーム長

宇野さつき　ファミリー・ホスピス神戸垂水ハウス ホーム長
新国内科医院 顧問 がん看護専門看護師

津村明美　認定NPO法人横浜こどもホスピスプロジェクト がん看護専門看護師

iv

關本翌子　国立がん研究センター中央病院 看護部長
　　　　　がん性疼痛看護認定看護師、認定看護管理者

波多江　優　JA神奈川県厚生連相模原協同病院 看護部 患者総合支援センター長
　　　　　がん看護専門看護師

田中奈緒子　兵庫県立はりま姫路総合医療センター 慢性心不全看護認定看護師

片岡侑史　医療法人社団悠翔会 ココロまち診療所 院長

結束貴臣　国際医療福祉大学成田病院 緩和医療科部長
　　　　　国際医療福祉大学 医学部・大学院 准教授

中島大地　ファミリー・ホスピス株式会社 地域連携部長 地域連携看護師

西山みどり　有馬温泉病院 看護部長 老人看護専門看護師

田中雄太　東北大学大学院医学系研究科 保健学専攻 緩和ケア看護学分野

髙橋紀子　独立行政法人国立病院機構仙台医療センター
　　　　　がん看護専門看護師、がん性疼痛看護認定看護師

久山幸恵　静岡県立静岡がんセンター 患者家族支援センター がん看護専門看護師

柏木夕香　新潟県立がんセンター新潟病院 看護部 がん看護専門看護師

井沢知子　京都大学医学部附属病院 がん看護専門看護師

谷島和美　関東学院大学看護学部看護学科 精神看護学 助教 精神看護専門看護師

松原康美　北里大学看護学部 准教授 がん看護専門看護師、皮膚・排泄ケア認定看護師

細川　舞　公立大学法人岩手県立大学看護学部／大学院看護学研究科 成人看護学／
　　　　　成人・老年看護学分野 准教授 がん看護専門看護師
　　　　　東北大学大学院医学系研究科 保健学専攻 緩和ケア看護学分野

高野純子　一般財団法人同友会藤沢湘南台病院 緩和ケア病棟 がん看護専門看護師

栗原幸江　上智大学グリーフケア研究所 特任教授 心理士／公認心理師
　　　　　認定NPO法人マギーズ東京 理事
　　　　　地方独立行政法人東京都立病院機構 がん・感染症センター都立駒込病院 緩和ケア科

（2023年6月現在）

CONTENTS

PART 4　疾患別
疾患に応じたEnd of Lifeケア

装丁・本文デザイン：北路社　内藤富美子・梅里珠美／イラストレーション：イケナオミ／DTP制作：明昌堂

総論

End of Lifeとは

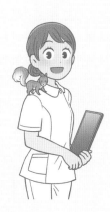

1 End of Life の概論
エンド　オブ　ライフ

End of Life とは

　　End of Lifeの時期や状態をどのようにとらえるかについては、諸説あります。死が差し迫った患者さんに用いる短い期間としてとらえる考えかたがある一方、患者さん・家族と医療スタッフが死を意識するようになったころから始まる年単位に及ぶ長い期間とする考えかたもあります。

　　このように、一定の定義はありませんが、共通することは、**病いや老いなどにより、人が人生を終える時期**を指しているということです。死までの期間を予測することは難しいため、人が人生を終える時期とは、**自身や周囲の人が、それほど遠くない将来に死が訪れることを意識する時期**と考えられています。

End of Life ケアの対象

　　End of Lifeケアにおいて、疾患を治すための積極的な治療や疾患をコントロールするための治療をしていない人、もしくはできない人、死が差し迫っている人が対象となります。

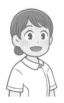

End of Lifeケアの対象は、以下のような人々です。

・がんの患者さんだけでなく、神経難病、心不全の患者さんなども対象となる
・疾患や病期は限定されていない
・老衰や認知症の患者さんなど、疾患がない人もケアの対象となる。その人だけでなく、その人の家族や、その人が大切にしている人たちもケアの対象となる

End of Lifeケアの特徴

　End of Lifeケアは人生を完成させる時期を起点とし、人生の最期までその人がよりよく、尊厳をもって生きることを支える包括的なケアであることが特徴です。

　End of Lifeケアでは、疾患を抱える患者さんではなく、生活者としてその人をとらえ、暮らしや人生の質がどうであるかといった、「生活中心のケア」に重きが置かれます。つまり、病いや老いの過程にある人が、人生を終えようとする時期の生活や人生全体に焦点を当て、QOL（quality of life；生活の質）を最後まで最大限に保つことが目標になります。

なぜ、今 End of Life ケアが大切なのか

　なぜ、今End of Lifeケアが大切なのでしょうか。社会背景の変化から説明をします。

長期にわたり病いとともに生活している高齢者の増加

　わが国では、近年の死因の中心はこれまでの感染症に代わって、悪性新生物、脳血管障害、心臓疾患など老化と結びついた慢性疾患が増えています。また、高齢化に伴い複数疾患を有する人も増えています。このことは、長期にわたり病いとともに生活している高齢者が増えていることを表しており、これまで以上にケアの力が重要となることを意味しています。

高齢多死社会の到来

　医療水準の向上により、わが国は世界最高峰の長寿社会となりました。平均寿命の延長に伴い65歳以上の人口は増加し、2020年に65歳以上の人口は約3,602万7千人となり、総人口に占める割合（高齢化率）は28.6％となっています[1]。

　高齢社会は同時に多死社会の到来を意味します。このような背景から、人がどこでどのように人生の終焉を迎えるかを選択し、住み慣れた地域で自分らしい暮らしを死の瞬間まで続けられるように、End of Lifeケアの重要性がいっそう増しています。

単独世帯と核家族世帯の増加（図1）

　少子化や家族形態の変化などにより、世帯規模（1世帯当たりの人員）が縮小しています。特に65歳以上の高齢者の家族形態は、単独世帯もしくは夫婦のみの世帯が約6割と増加し、子どもとの同居率は減少しています。今後も高齢者の1人暮らし、高齢夫婦のみの世帯が増えることが見込まれます。

図1 高齢者の家族と世帯

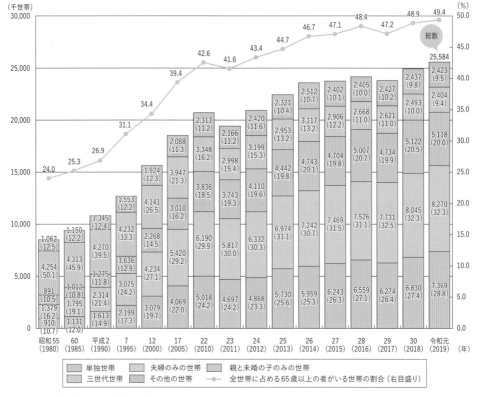

内閣府：令和4年版高齢社会白書（全体版）, 2022：9. より引用
https://www8.cao.go.jp/kourei/whitepaper/w-2022/zenbun/pdf/1s1s_03.pdf（2023.6.1.アクセス）

　以上のことから、End of Lifeケアが必要な人を支える社会的基盤が弱体化していることがわかります。このような社会背景からも、End of Lifeケアがよりいっそう大切になってくることが考えられます。

（川村三希子）

引用文献

1）　総務省統計局：令和2年国勢調査 人口等基本集計結果. 2021.
　　 https://www.stat.go.jp/data/kokusei/2020/kekka/pdf/outline_01.pdf（2023.6.1.アクセス）

参考文献

1）　長江弘子編：看護実践にいかすエンド・オブ・ライフケア 第2版. 日本看護協会出版会, 東京, 2018：2-7.
2）　川村三希子：第1章 今求められる緩和ケア. 梅田恵, 田村恵子, 川村三希子編著, 事例で理解する最新緩和ケア, 看護の科学社, 東京, 2015：2-9.

2 End of Lifeケアの理解と看護師の役割

死までのプロセスにおける特徴とケア

　End of Lifeにおいて、死までのプロセスは、4つのパターンに大別できます（図1）。疾患ごとの具体的なEnd of LifeケアについてはPART 4（p.117～）で解説していきます。

図1　死までのプロセスにおける4つのパターン

① 突然死、予期せぬ原因

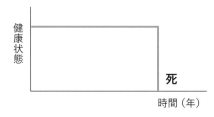

② 着実に死に向かう短い終末期

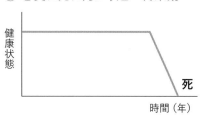

③ 緩慢な悪化、危機の繰り返し

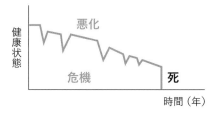

④ 衰弱、予期した死

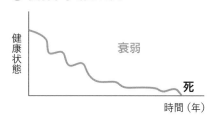

Lunney JR, Lynn J, Foley DJ, et al. Patterns of functional decline at the end of life. *JAMA* 2003; 289 (18) : 2387-2392. を参考に作成

パターン① 突然死、予期せぬ原因
（例：心筋梗塞、交通事故）

　救命救急が要請されるような事態、健康な状態から突然起こる死がこのパターンです（p.146）。家族は突然の死に対して、心の準備ができていないため、死別後のケアが必要です。

パターン② 着実に死に向かう短い終末期
（例：がん［p.118］）

　死の数週間前まで機能は保たれ、以降急速に低下するパターンです。全身状態が急激に悪くなる直前までは慢性的な経過をたどり、かかる時間も比較的長くなります。

　死の数週間前までADL（Activities of Daily Living；日常生活動作）は自立しており、自分でトイレへの移動や食事ができます。認知機能も維持されていますが、死の2週間前ごろよりあらゆる機能が急激に低下します。

　死が迫っていることがわかりやすいため、患者さん・家族ともに物理的・精神的な準備がしやすい反面、苦悩も大きくなります。

パターン③ 緩慢な悪化、危機の繰り返し
（例：心不全［p.124］、慢性呼吸器疾患［p.136］、肝不全［p.133］、慢性腎不全［p.129］）

　時折、重症化しながらも、長い経過のなかで全身状態や機能が低下していくパターンです。心臓、呼吸器、肝臓、腎臓などの慢性疾患の経過では、このパターンを示すことが多いです。重症化した際に、回復するかどうかの見通しがわからず、死が迫っているかどうかの判断が難しい状況でもあります。

　重症化のたびに身体の機能が低下するため、どの時点で積極的な治療を中止したり差し控えたりするかの判断が難しくなります。さらに、長い経過で入退院を繰り返すため、経済的な問題や家族の介護負担などの問題を生じます。

パターン④ 衰弱、予期した死
（例：老衰［p.144］、認知症［p.142］）

　長い経過のなかで、徐々に機能が低下するパターンです。疾患や身体の諸機能の低下が年単位で進行し、死がいつ訪れるのかわかりにくい場合があります。

　このパターンの場合、患者さんは認知機能の低下がみられることが多く、食べられなくなったり誤嚥性肺炎になったりし、家族が医療処置や治療の選択を迫られます。このパターンでは、死までの経過は疾患や状況によっても異なります。

End of Lifeケアにおける看護師の役割

　End of Lifeケアにおいて重要なポイントは、以下の5点です。

①患者さんが尊厳ある安らかな最期を迎えられるように工夫し、注意を払う
②患者さんの病態を予測し、身体的苦痛の緩和に努める
③意識レベルや身体機能の低下に応じて生じる精神的苦痛やスピリチュアルペイン（p.71）に配慮する
④患者さんには敬意をもった態度で接し、ていねいな声かけを行う
⑤大切な人を失う家族の心理面や緊張状態に応じて、グリーフケア（p.106）を行う

この時期は、患者さんや家族の価値観や意向を確認し、カンファレンスで共有することが大切です。**個人では治療やケア方針を決定せず、病棟やチームで、治療やケア方針を検討します。**

End of Lifeケアの看護師の役割について、図2に示します。ケアの対象は、患者さんと家族に大別されます。

図2 End of Lifeケアにおける看護師の役割

〈対象〉

患者さん	症状緩和・治療内容の見直し	• 痛みやその他の身体症状の緩和 (p.150) • 精神症状の緩和 (p192) • 社会的苦痛、経済的苦痛へのケア (p.76) • スピリチュアルケア (p.71) • 治療内容を安楽を重視したものに変更 • 不要な治療・検査の中止 • 鎮静 (p.214)
	ADL低下へのケア・日常生活支援	• 安全・安楽の保持、体位変換 • バイタルサイン測定 • 口渇へのケア・水分摂取支援 • 食事支援 • 清潔援助 • 口腔ケア • 排泄ケア • 褥瘡ケア • 吸引 • 快刺激となるケアの工夫 • コミュニケーション (p.20) • 倫理的課題や葛藤 (p.31) の配慮
	人としての尊重	• その人の生きかたへの支援 • その人の人生の質や幸福への支援 • 自律の保持
	療養環境の調整	• 最期に療養する場所 (看取りの場所) の情報提供 (p.79)
家族	状況の説明	• 病状の説明 • 今後起こることの説明 • 鎮静の必要性とその方法の説明
	今後に向けた確認と準備	• 家族の連絡方法の確認 • 家族の付き添いの希望の確認と準備 • 死後の着衣の準備

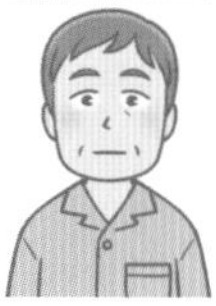

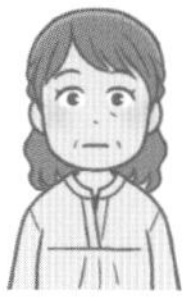

患者さんに対するケア

死が近づくにつれ、痛みなどの諸症状だけでなく、**臨死期に特徴的な死前喘鳴 (p.171)** や終末期せん妄なども生じます。そのため、これらに対するケアのほか、通常の治療で緩和が困難な場合の鎮静に対するケアも行います。

一方で、これまで行ってきた検査や治療、あるいはケアの中止や変更も検討します。

■ 家族へのケア

　家族は、大切な人の死が近づくことで、緊張感を抱きます。そのため、家族が患者さんの状況を理解できるような支援を行うほか、ケアに参加できるよう配慮します。

　この時期の家族は、医療者の言葉を冷静に聞いているようにみえても、実際には不安や緊張により受け止めるのが難しいことも多いです。

　医療者の対応が以前と異なるように感じると、不安により不信感を抱く家族もいます。例えば、医師や看護師が以前と同じ説明をしても、面会人数や面会時間の考えかた、外出や外泊の考えかた、経口摂取の考えかた、吸引の回数などが変わると、「ケア方針の説明が変わった」と受け取られることもあります。説明の際は、十分な配慮が必要です。

（林　ゑり子）

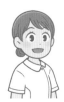

家族ケアの詳細は、PART3「1 End of Lifeにおける家族ケア（p.56）」「2 家族ケアでよく出合う問題（p.62）」を参照してください。

参考文献
1)　宮下光令：看取りケアの基礎知識. 宮下光令, 林ゑり子編, 看取りケア プラクティス×エビデンス一今日から活かせる72のエッセンス. 南江堂, 東京, 2018：3-13.
2)　池上直己：1. 緩和ケアの基本課題. 日本ホスピス・緩和ケア研究振興財団「ホスピス緩和ケア白書」編集委員会編, ホスピス・緩和ケア白書2008, 日本ホスピス・緩和ケア研究振興財団, 大阪, 2008.

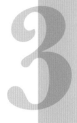

3 看取りに向かう変化とケア

看取りに向かう身体症状の変化

　図1は、End of Lifeのがん患者さんが、残された時間2か月の間に経験する症状の頻度について示しています。恒藤らが、ホスピスに入院するがん患者さん206名を対象に調査・報告したものです。

図1　主要な身体症状の出現からの生存期間

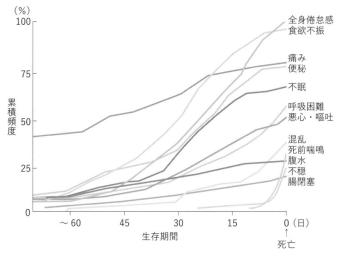

恒藤暁：最新緩和医療学. 最新医学社, 大阪, 1999：19. より引用

看取りに向かう日常生活動作（ADL）の変化

　End of Lifeのがん患者さんは、残された時間が2～3か月のころまでは、歩いたり、食べたり、排泄したりする動作には支障が少なく日常生活を送れます。しかし、残された時間が1～2か月になると体力低下が著しくなり、1日の大半をベッド上で過ごすことが多くなります。このころから、倦怠感や食欲低下、眠気など、全体的に不調が増強していきます。

　残された時間が2週間くらいになると、経口摂取への負担が大きくなり（図2）、食事摂取量が減少して強い眠気が生じるため、1日中入眠していることが多くなります。

　死が近づくと、全体的に調子が不安定になるのが特徴ですが、痛みや抑うつ、不安、

悪心などの症状には、大きな変化がみられません。

図2 ADLの障害の出現と生存期間

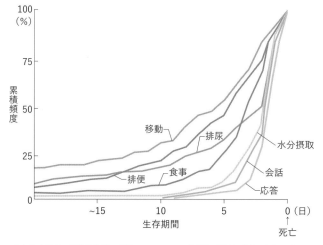

淀川キリスト教病院ホスピス編, 柏木哲夫, 恒藤暁監修：緩和ケアマニュアル 第5版. 最新医学社, 大阪, 2007：3. より引用

時期に応じたEnd of Lifeケア

End of Lifeは、以下のような時期に分けられます。

①終末期前期：予後が6〜1か月（月単位）の期間
②終末期中期：予後が月〜週単位   （がんの場合）
③終末期後期：予後が週〜日単位
④臨死期：予後数日以内   看取り期
⑤臨終期：予後数時間以内
（臨終後）

　図3、表1では、患者さんと家族に必要なケアについて、時期のめやすと内容を示します。

個々のケア内容については、PART3（p.55）で解説していきます。

図3 End of Life の各プロセスで必要なケア

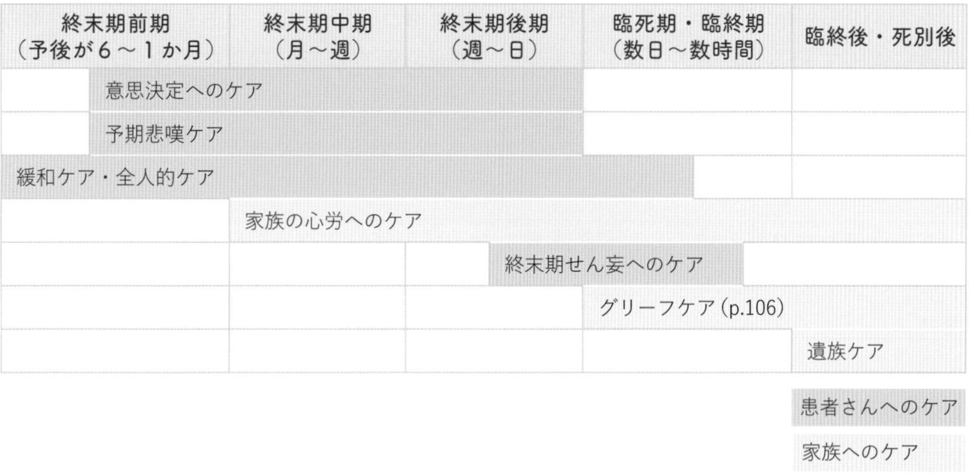

終末期前期 （予後が6〜1か月）	終末期中期 （月〜週）	終末期後期 （週〜日）	臨死期・臨終期 （数日〜数時間）	臨終後・死別後
意思決定へのケア				
予期悲嘆ケア				
緩和ケア・全人的ケア				
	家族の心労へのケア			
		終末期せん妄へのケア		
			グリーフケア (p.106)	
				遺族ケア

患者さんへのケア
家族へのケア

表1 死までの症状の変化と、患者さん・家族へのケア

	終末期前期 （予後が6〜1か月）	終末期中期 （予後が月〜週単位）	終末期後期 （予後が週〜日単位）	臨終期 （予後数時間以内）
患者さんへのケア	・痛みやその他の症状緩和 ・精神・心理的支援 ・意思決定支援、身辺整理の支援	・コルチコステロイドの使用 ・高カロリー輸液の中止 ・日常生活支援 ・スピリチュアルペインへの対応	・安全・安楽の保持、体位変換 ・持続皮下注入 ・せん妄ケア ・鎮静の考慮	・人権をもった人として接する ・死前喘鳴への対応 ・非言語コミュニケーション
家族へのケア	・病名告知に関する悩みへのケア ・高齢者や子どもへの病状説明 ・死の受容への援助 ・介護負担への配慮	・病状や今後起こりうる症状の説明 ・治療やケアの目標に関する説明 ・不安の傾聴、予期悲嘆への配慮 ・延命や蘇生についての確認と葛藤への配慮 ・介護負担への配慮	・病状や今後起こりうる症状の説明 ・治療やケアの目標に関する説明 ・鎮静に関する説明と話し合い ・介護負担への配慮	・死亡直前の症状の説明 ・家族にできることの説明 ・聴覚は最期まで残ることの説明 ・家族への連絡時期、連絡先の確認 ・死後の着衣の準備

看取り期の症状とケア

　死の2週間前〜死亡時は、看取り期もしくは臨死期といわれることが多いです。

　この時期、患者さんは徐々に食事や日常生活が以前のようにできなくなり、意識状態や認知機能の低下していきます。この時期には延命治療の中止だけでなく、苦痛の緩和をはじめとした全人的なケアを行います。また、死別後を含めた家族ケアも重要です。

　この時期における予後予測は、患者さんに対する治療やケアの変更を判断する情報となるだけでなく、会いたい人に会ってもらうなど、お別れの準備ができるよう配慮するためにも重要です。家族にも、これからの過ごしかたについて説明し、家族にできるだ

け付き添うなどのケアを行います。

表2はOPCARE9プロジェクトにおいて、死が迫っていることを示す徴候を専門家の合意によって記述したものです。また、表3では、死亡前48時間以内にみられる徴候をまとめています。

一般的に、経口摂取が困難になり、意識レベルが低下してくると「お別れの時間が近い」と感じます。

大半を眠った状態で過ごし、喘鳴を伴う努力様の呼吸がみられはじめ、血圧低下、下顎呼吸、チアノーゼ、手足の冷感などの変化がみられると、死が迫っている徴候といえます。

表2 死が迫っていることを示す徴候（OPCARE9プロジェクトより）

死が近づいていることを示す徴候	
• ほぼ寝たきりの状態、または起き上がることが非常に困難 • 非常に衰弱している	• 食べたり飲んだりできなくなる • 嚥下が難しくなる • 眠っていることが多くなる
数日〜数時間以内に亡くなる可能性を示す徴候	
• 末梢から皮膚が冷たくなる • 皮膚が冷たくじっとりしている • 四肢末梢の皮膚や口唇にチアノーゼが出現する • 尿量が減る • 意識レベルが低下していく	• 喘鳴が聞こえる • 呼吸のパターンが不規則になる（チェーン・ストークス呼吸など） • 顔色が青白くなる • 顔面の筋肉が弛緩し、鼻がより際立つようになる

森田達也, 白土明美：死亡直前と看取りのエビデンス. 医学書院, 東京, 2015：4. より転載

表3 死亡前48時間以内にみられる徴候

• 1日中反応が少なくなってくる • 脈拍の緊張が弱くなる • 血圧の低下 • 尿量の低下 • 手足の冷感 • 手足のチアノーゼ	• 冷汗の出現 • 顔の相（顔色）が変わる • 死前喘鳴 • 身の置きどころがないかのように、手足などをバタバタさせる

Kuebler KK, Berry PH, Heidrich DE, et al. END OF LIFE CARE: Clinical Practice Guidelines. Saunders, Philadelphia, 2002: 43-44. より引用

（林　ゑり子）

参考文献

1）Seow H, Barbera L, Sutradhar R, et al. Trajectory of performance status and symptom scores for patients with cancer during the last six months of life. *Journal of clinical oncology* 2011; 29（9）: 1151-1158.
2）Hui D, dos Santos R, Chisholm G, et al. Clinical signs of impending death in cancer patients. *Oncologist* 2014; 19（6）: 681-687
3）Benedetti FD, Ostgathe C, Clark J, et al. International palliative care experts' view on phenomena indicating the last hours and days of life. *Support Care Cancer* 2013; 21（6）: 1509-1517.
4）長江弘子：がん患者のエンド・オブ・ライフステージにおける看取りのケア. 濱口恵子, 小迫冨美恵, 千﨑美登子, 他編, がん患者の看取りのケア 改訂版, 日本看護協会出版会, 東京；2015：8.
5）恒藤暁：最新緩和医療学. 最新医学社, 大阪, 1999.
6）宮下光令：看取りケアの基礎知識. 宮下光令, 林ゑり子編, 看取りケア プラクティス×エビデンス―今日から活かせる72のエッセンス, 南江堂, 東京, 2018：12.

4 End of Lifeケアに関連する用語

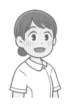

> ここでは、End of Lifeケアに関連する用語を整理します。この後のPARTにも関連した内容が出てくるので、わからなくなったり、あいまいになったりしたときは、この項目を参照してください。

ホスピスケア

　身体的・精神的・社会的側面などを総合的にとらえ、全人的なケアを行うことをいいます。主な時期としては、治癒が望めない時期からEnd of Lifeとされています。

緩和ケア

　全人的苦痛をやわらげることに焦点を当てたケアを行うことをいいます。時期としては、疾患の診断前後から治療中、End of Lifeまで、疾患の進行度には関係なく行います。

サポーティブケア（支持療法）

　主に治療に伴う副作用に対するケアや、精神・心理的支援のことをいいます。
年齢や疾患の治療時期にかかわらず行うのが特徴です。

ケアリング

　End of Lifeケアの「ケア」とは、「ケアリング」を意味します。
　ケアリングの概念は明確化されていませんが、ケアリングの特徴として、次の2点が挙げられます。

①成長や自己実現を目標とする
- 「人の人格をケアするとは、最も深い意味で、その人が成長すること、自己実現をすることをたすけることである」(メイヤロフ M, 1971)

②共感や気づかい、思いやりなど、看護師の心情や態度を表す。
- 「気づかい」(ベナー P, 1984)
- 「ケアリングは、感じとり応答する能力であり、関与すべき誰かまたは何かに反応すること、すなわち、それ自体において重要なものとしての価値に反応することである」(ローチ MS, 1992)

　End of Lifeにある患者さんにケアリングを行うことは、患者さんを成長しうる存在としてとらえ、共感や気づかい、思いやりを基盤としながら、一方的に患者さんを支援するという態度ではなく、**患者さんの成長や自己実現のために(自己実現を助けるために)患者さん・家族とともに取り組む(ケアを行う)**ことです。看護師にとっては、そのケアを通して自分自身も成長する(させていただく)ことが特徴です。

　ケアリングは、End of Lifeケアを提供する看護師にとって重要な考えかたであり、十分に意識して患者さん・家族にかかわることが求められます。

　ケアリングの5つの要素として、思いやり、職業者としての責任を適切に果たすために必要とされる能力、患者さん・家族やスタッフを信頼すること、道徳的意識とされる良心、自分自身の課題や職業的専心を投じるコミットメントが挙げられます(表1)。

表1 ケアリングの5つの要素(5つのC)

要素	内容
思いやり Compassion	他者の経験に関与し応えること。他者の痛みや障害を感じ取ること
能力 Competence	職業者としての責任を適切に果たすために必要とされる知識、判断能力、技能、エネルギー、経験および動機づけを有している状態のこと
信頼 Confidence	依存することなく互いに信じ合うことを促し、相互に尊重し合う関係を築くこと
良心 Conscience	道徳的意識をもつ状態のこと。道徳的にふさわしい行動へと人を導くような羅針盤となる
コミットメント Commitment	課題や人や選択、職業に向けて自分自身を投じること、専心

Roach MS原著, 鈴木智之, 操華子, 森岡崇訳：アクト・オブ・ケアリング－ケアする存在としての人間. ゆみる出版, 東京, 1996：99-111. を参考に作成

フレイル

End of Lifeとは、年齢や健康状態にかかわらず、人生の終わりを意識した人の生きかたに焦点を当てた概念です。そのため、End of Lifeケアには、疾患だけではなく、その人の「生老病死」の苦悩をやわらげることが含まれます。

ここに、フレイル（frail；虚弱）という概念も含まれます（図1）。フレイルとは、人が生きて老いていく自然の摂理のなかで、**疾患や加齢という不可逆の意図しない衰弱、筋力低下、活動性の低下、認知機能の低下、精神活動低下などが生じた状態**を指します。

End of Lifeケアでは、少しでもその傾斜をやわらげる支援を行います。

図1 フレイルとEnd of Lifeケア

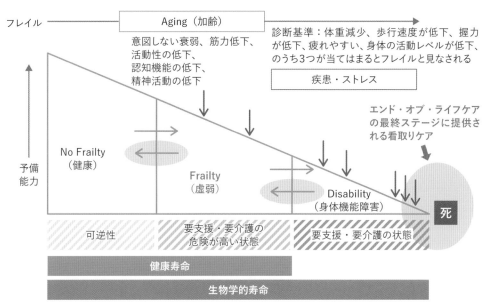

葛谷雅文：老年医学におけるSarcopenia & Frailty の重要性. 日本老年医学会誌 2009；46（4）：218. より改変
佐竹昭助：虚弱（フレイル）の評価を診療の中に. 長寿医療研究センター病院レター 49 号, 2014：2. より改変
長江弘子：がん患者のエンド・オブ・ライフステージにおける看取りのケア. 濵口恵子, 小迫冨美恵, 千崎美登子, 他編, 一般病棟でできるがん患者の看取りのケア 改訂版, 日本看護協会出版会, 東京, 2015：8. より転載

望ましい死（Good Death）

　日本人にとって、望ましい死（表2）は、苦痛がない、望んだ場所で過ごす、家族とよい関係でいる、人として大切にされるなど、最期を迎えるに当たり希望することとして、18領域が挙げられています。そのため、患者さんを多方面からとらえながらケアしていくことが大切です。

表2　日本人にとっての望ましい死（Good Death）

多くの人が共通して希望するもの	人によって重要さが異なる希望
• 苦痛がない • 望んだ場所で過ごす • 医師や看護師を信頼できる • 希望や楽しみがある • 負担にならない • 家族とよい関係でいる • 自分のことが自分でできる • 落ち着いた環境で過ごす • 人として大切にされる • 心残りがない	• できる限りの治療を受ける • 自然な形で過ごす • 伝えたいことを伝えられる • 先々のことを自分で決められる • 疾患や死を意識しないで過ごせる • 他人に弱った姿を見せたくない • 生きている価値を感じられる • 信仰に支えられる

Miyashita M, Sanjo M, Morita T, et al. Good death in cancer care: a nationwide quantitative study. *Annals of Oncology* 2007; 18（6）: 1090-1097. より引用

（林　ゑり子）

参考文献
1）　佐藤幸子, 井上京子, 新野美紀, 他：看護におけるケアリングの概念の検討－わが国におけるケアリングに関する研究の分析から. 山形保健医療研 2004；7：41-48.
2）　Mayeroff M原著, 田村真, 向野宣之訳：ケアの本質－生きることの意味. ゆみる出版, 東京, 1987.
3）　Benner PE原著, 井部俊子, 井村真澄, 上泉和子訳：ベナー看護論－達人ナースの卓越性とパワー. 医学書院, 東京, 1992.
4）　Roach MS原著, 鈴木智之, 操華子, 森岡崇訳：アクト・オブ・ケアリング－ケアする存在としての人間. ゆみる出版, 東京, 1996.

End of Lifeケアで
必ずおさえておきたいこと

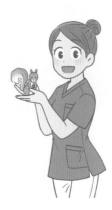

全人的苦痛

全人的苦痛（トータルペイン）とは

　全人的苦痛とは、看護師、ソーシャルワーカー、医師とさまざまな職種を経験したソンダースが、亡くなりゆく人々の声を聴いて提唱した概念であり、End of Lifeケアにかかわる看護師にとって基本的な考えです。

　患者さんには痛みや痛み以外の症状、日常生活動作の支障などの身体的苦痛だけでなく、不安やいらだちなどの精神的苦痛、仕事や家庭、経済上の問題などの社会的苦痛、人生の意味への問いなどの苦痛があり、その苦悩は複雑で相互に関連します（図1）。身体的な苦痛の緩和が最優先ですが、**全人的な視点から患者さんの苦痛・苦悩をとらえてケアすることが求められています。**

図1　全人的苦痛の理解

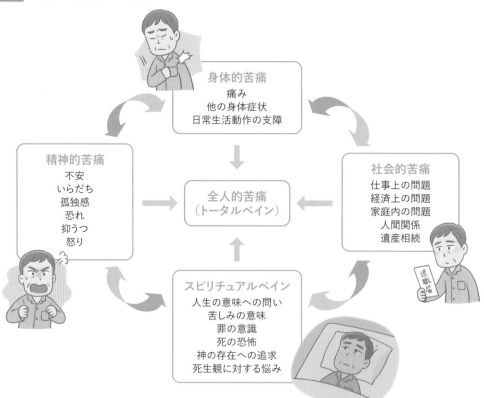

淀川キリスト教病院ホスピス編, 柏木哲夫, 恒藤暁監修：緩和ケアマニュアル 第5版. 最新医学社, 大阪, 2007：39. を参考に作成

治癒が期待できないとわかったときの苦悩

　疾患を治す・コントロールすることをめざして治療を受けている患者さんは、治療の中止を告げられることで死を間近に感じ、死が迫っている状況に衝撃を受けます。いつか治療を中止しなければならないときが来ることを説明されていても、患者さんが認識している「いつか」と医療者が推測している「いつか」が同じタイミングとは限りません。

　患者さんは、いつか自分の受けられる治療がなくなるかもしれないという「脅威」、その脅威がいつ訪れるかわからない「不確かさ」、治療がいつまで続くかわからない「不確かさ」を抱えながら過ごしています。また、患者さんによっては、治療ができなくなることを考えていない、考えたくない、ということもあり、状況の受け入れには、個々のペースがあります。

　治療ができないとわかったときの患者さんに対応する看護師には、患者さんの苦しみを受け止める覚悟が必要となります。患者さんには、自分の身体がどうなるのかという不安、これからの療養についての意思決定などさまざまな苦悩が生じます。患者さんの苦悩は、患者さんが感じるとおりのものです。患者さんがどのような苦悩を抱えているか、患者さんの声を聴き、最期のときまで苦悩をやわらげるかかわりが大切です。

「キュア」と「ケア」の共存

　疾患によらず最期までその人がよりよく生きることを支えるEnd of Lifeケアにおいては、疾患をコントロールしようとする「キュア」だけでなく、生活や人生に焦点を当てる「ケア」が重要となります。

　病状が進行した状況や、老いて死が間近となった状況では、「キュア」によって状況を改善することは困難となります。しかし、日本人における「望ましい死（Good Death）」（p.16）では、苦痛がないことのほか、望んだ場所で過ごすこと、心残りがないことなど18の領域が挙げられています。そのためEnd of Lifeにおいては、苦痛緩和のための「キュア」と、環境調整や人としての尊厳を大切にする「ケア」の共存が大切です。

　End of Lifeケアは、最期のときまで、よりよく生きることができるよう支援するものであり、疾患によらず、死が差し迫った患者さんに提供されるケアです。

　患者さんにとっての最善（よりよい）はそれぞれ異なり、患者さんにしかわかりません。患者さんが大切にしていること、抱えている苦悩など、日々患者さんに関心をもって、かかわることが重要です。

　患者さんは、大切なことは大切な人にしか話しません。自分自身が、大切なことを教えてもらえる看護師になっているか、私たちは時に立ち止まって考え、かかわり続ける必要があります。

（伊藤奈央）

2 コミュニケーション

　臨床では、疾患や命にかかわる深刻な内容など、バッドニュースを含むコミュニケーションが繰り広げられています。看護師は、この困難な状況において、**限られた時間で真のニーズをキャッチする**能力を期待されています。

　コミュニケーション能力は、経験から学ぶだけでは必ずしも上達せず、適切な教育を受ける必要がある[1]といわれています。ここでは、End of Lifeのコミュニケーションに課題を感じている看護師Aさんの学習とチャレンジを紹介します。

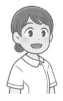

看護師Aさん

> 私は、5年目の看護師です。半年前に外科から内科病棟へ異動になりました。外科では元気になって退院する患者さんばかりだったので、End of Lifeの患者さんとのかかわりは苦手です。でも最近、師長から勧めてもらったコミュニケーションの勉強会に何度か参加しました。もっと私も患者さんとかかわれるようになりたいと思っています。

ケース1
落ち込んでいる患者さんとのコミュニケーション

■ 患者さんの情報

　Bさん、72歳女性。乳がんの肺転移で、胸水貯留による呼吸困難があり入院しました。胸水穿刺を行いましたが、1週間も経たずに再貯留しています。

　ある日、看護師Aさんが点滴交換のために病室を訪れると、Bさんはうつむいて泣いていました。

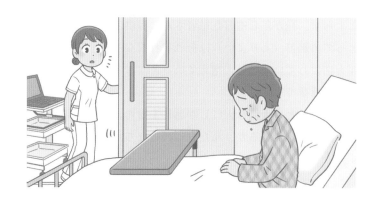

看護師A　「Bさん」

患　者B　「……」（下を向いたまま）

看護師A　<u>（パソコンを置いて、Bさんのそばに腰をおろす）</u>

> ポイント　点滴交換よりも、Bさんの感情に反応することを優先できている

患　者B　「……」（下を向いたまま）

看護師A　<u>（しばらく黙ってそばにいる）</u>

> ポイント　沈黙を守ることができている

患　者B　「忙しいのにすみません……」

看護師A　<u>「よろしければ、心配されていることを聞かせていただけますか?」</u>

> ポイント　患者さんの気持ちに何が起こっているのか、真意を探ろうとしている（感情探索のスキル[2]）

患　者B　「……」（しばらく沈黙してから）

「胸水を抜いたら退院できると思っていたのに、1週間もせずに、またたまってしまったの。これからどうなるのかしら……」（涙を流す）

看護師A　<u>「これからのことが、ご心配なのですね」</u>

<u>（黙って背中に触れ、そばにいる）</u>

> ポイント　表明された感情に「心配」と名前をつける（命名のスキル[2]）。さらに、言葉以外で表現された感情（泣く）を受け止め、そっと触れて理解しようとする姿勢を示している

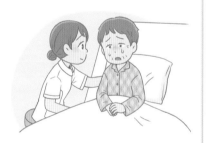

看護師Aさんの振り返り

・今までの私だったら、患者さんが泣いているときはどうしたらよいかわからず、退室していました。でもコミュニケーションを勉強して、そばにいるだけでもよいということを知りました。

・患者さんの気持ちがわからないときは、どう感じているのか聞いてもよいということも習いました。踏み込むのは怖かったけれど、嫌な顔はされなかったので、聞いてもよいのだと感じました。

・患者さんがつらそうで私もつらくなってしまったけど、そばにいることができました。

・師長にやりとりを報告したら、"患者さんの思いを大切にできたね"と言ってもらえました。主治医やスタッフと共有して、今後のかかわりを考えたいと思います。

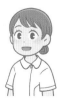

■ ケアと考えかた

　看護師Ａさんは、End of Lifeケアの経験が浅く、コミュニケーションに難しさを感じていました。しかし今回は、気持ちのつらさを見過ごさずに、とどまることができました。

　Ａさんが実践したことは、以下の４つです。

> ①気持ちのつらさに気づいて、看護行為の優先順位を変更する
> ②そばに腰をおろして沈黙を守る
> ③感情を探索する
> ④表明された感情を命名して理解を示す

　これらによって、Ｂさんが感情を表出するきっかけをつくることができました。

　看護師Ａさんがすばらしかったのは、勉強会で学んだことを臨床でチャレンジできたことです。さらに師長に報告して肯定的なフィードバックをもらっています。

　コミュニケーション能力を向上させるためには、他者からのフィードバックや内省が必要です。この繰り返しによってスキルとして身につけることができ、困難な状況にも混乱することなく対応できるようになっていきます。

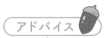

　無理に患者さんの感情を引き出そうとしないことです。患者さんは言葉にしない（言葉にできない）思いを抱えているということを理解しておかなければいけません。**下を向く、目を背ける、口を結ぶ、手を握りしめるなど、言葉以外の表現に注意を払いましょう。**

　こうしたサインをキャッチしたら、言葉よりも行動が重要です。カルテから目を離して患者さんのほうを向く、目線を合わせる、そっと触れるなどして、「気づいています」というメッセージを伝えましょう。言葉はなくとも、信頼や安心感につながっていきます。

ケース2

怒っている患者さんとのコミュニケーション

患者さんの情報

　Cさん、59歳女性。卵巣がんで腹膜播種があり、腸閉塞のため入院しました。

　絶食して治療していますが、症状は悪化しています。最近、ささいなことで不機嫌になり、口調が強くなることがあります。

　ある日、新人看護師Dさんが点滴交換のために病室を訪れると、「あなたたちは注射ばかりして！　全然よくならないじゃない！　もう点滴はしないわよ！」と怒鳴っています。

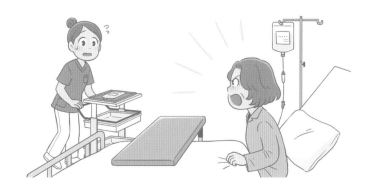

患　者C　「もう点滴はしないわよ！」

看護師D　**「絶食中ですし、まだ点滴は必要ですよ」**

　　ポイント　患者さんがなぜ怒っているのかを考えず、治療の必要性を説明している

患　者C　「点滴したってよくならないじゃない！　必要ないって言ってるでしょ！」

　　ポイント　病状が悪化していることに対する不安のサインが表れている

看護師D　「腸閉塞の治療中ですし、点滴しないと脱水になって、もっときついですよ」

　　ポイント　患者さんの感情より医学的側面を重視して説得しようとしている

患　者C　「もういいから出て行って！」

　　ポイント　わかってもらえないと感じ、怒りが収まらない

新人看護師Dさんは自分では手に負えないと考え、先輩看護師Aさんに相談しました。先輩看護師Aさんが、患者Cさんを訪室しました。

患　者C　「また来たの!?　さっきの人にも言ったけど、何を言われたって点滴はしないわよ！」

　　ポイント　説得されると思い、警戒している

看護師A　（目線を合わせて）「おっしゃりたいことはわかりました。よろしければ、もう少し、お気持ちを聞かせていただけますか？」

　　ポイント　説明や説得ではなく、患者さんの訴えを一度受け止めて真意を探ろうとしている

患　者C　「話したって解決しない……（しばらく沈黙）。1週間もすればよくなると思っていたのに、お腹の張りは強くなる一方だし、身体は弱ってしまって、一体どうなっているの!?　この先、私がどうなるのか誰も教えてくれない！」

　　ポイント　看護師が気持ちを理解しようとしている姿勢が伝わり、徐々に思いを表出し始めている

看護師A　「これからのことがご心配なのですね。どんなに不安な思いで過ごしていらっしゃったのか伝わってきました。お気持ちを聞かせてくださってありがとうございます」

　　ポイント　表明された感情に「心配」と名前をつけている（命名のスキル[2]）。さらに、患者さんの感情を受け入れ、理解したということを伝えている

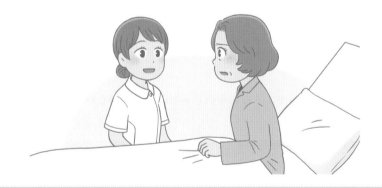

■ ケアと考えかた

　新人看護師Dさんも医学的には正しいことをしようとしています。しかし、患者さんの感情に何が起きているのかを考えようとしませんでした。泣いているときの対応と同様に、背景にある患者さんの感情に気づくことが大切です。

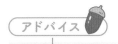
アドバイス

　怒りへの対応で注意すべき点は、１人で解決しようとしないことです。もし、理不尽な発言を繰り返される場合や、人格を否定されたと感じる場合は、無理に在室する必要はありません。こうした場合、「今は冷静にお話ができないようなのであらためて伺います」と言って退室しましょう。

　怒りや興奮の理由を評価することも含め、医師や管理者、認定看護師や専門看護師に相談して対応を検討しましょう。

意識が低下した患者さんとのコミュニケーション

　患者さんの意識が低下して応答がなくなったとしても、これまでどおり変わらずにコミュニケーションを図りましょう。病室を訪れ、ノックをし、あいさつをします。そして、日常生活の援助を、これまでどおりていねいに続けることが大切です。

　この時期に患者さんの日常生活を援助することは、単に穏やかさを提供することにとどまらず、患者さんへの敬意と愛を伝える手段になり得ます。患者さんの好きなこと、嫌いなこと、大切にしたいこと、してほしくないことを守り、どうやったら喜んでもらえるかを考え、言葉をかけながら援助を続けましょう。

　時に、自分は無力だと感じることがあるかもしれません。しかし、それはあなたが患者さんに心を尽くしている証です。死を目前にした患者さんの不安や恐怖、怒りや悲しみに、自分の力がとうてい及ばないと感じるのは、とても自然なことです。

　それでも、あなたが患者さんとの信頼関係を築くためにこれまで努力を続けてきたのであれば、もしくは、その努力を惜しまない心構えがあるのであれば、患者さんはあなたの訪問を待っています。

（宮崎万友子）

引用文献
1）　Anthony B, Arnold RM, Tulsky JA原著, 植村健司訳：米国緩和ケア医に学ぶ医療コミュニケーションの極意. 中外医学社, 東京, 2018：9.
2）　国立がん研究センター東病院看護部編, 日本がん看護学会監修：患者の感情表出を促すNURSEを用いたコミュニケーションスキル. 医学書院, 東京, 2015：53-60.

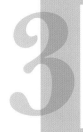

意思決定支援

意思決定支援の全体像

　意思決定支援は医療者の責務であり、医療法（第1条の4第2項）にも以下のように示されています。

> 医師、歯科医師、薬剤師、看護師その他の医療の担い手は、医療を提供するにあたり、適切な説明を行い、医療を受ける者の理解を得るよう努めなければならない

　近年、意思決定支援に関するガイドラインは多く出されています。発行元は国や学会などさまざまですが、表1に、それらのガイドラインを整理し、全体像を示します。

意思決定支援の本質

　意思決定支援の本質は、情報提供だけではありません。
　意思決定支援をするうえでは、以下のような心構えが前提となります。

> ①意思決定支援のゴールは、患者さんと同じ方向を見ることであり、同意書にサインをもらうことではない
> ②意思決定支援はQOLの視点を主軸とする。決して医療者のリスク回避を遂行するためではない（骨転移の患者さんで、転倒・転落による骨折予防を目的とした長期臥床制限など）
> ③患者さんだけでなく、ご家族をQOLの視点で見定め、必要な医療・ケア、支援を常にチームで検討・提供する
> ④意思決定支援が不要な患者さんやご家族もいる。また、支援が不要な時期もある
> ⑤意思決定支援がいつの間にか意思誘導支援になってないか、注意する
> ⑥一度決定したことがすべてではない。決定が揺らぎ、変更することも往々にしてある

　意思決定支援の基本は、コミュニケーションを積み重ねることです。コミュニケーション不足の中で意思決定支援を行うことは、相手の思考や発言、行動の自由を奪いかねず、QOLの視点以前の問題となってしまいます。

表1 意思決定支援に関するさまざまなガイドライン

	ガイドラインの目的	主な内容
人生の最終段階における医療・ケアの決定プロセスに関するガイドライン（2018年改訂）	適切な情報の提供と説明がなされたうえで、医療・ケアチームと十分な話し合いを行い、本人の意思決定を基本として進める	・人生の最終段階における医療・ケアのありかた ・人生の最終段階における医療・ケアの方針の決定手続
身寄りがない人の入院及び医療に係る意思決定が困難な人への支援に関するガイドライン（2019年）	身寄りがない場合にも医療機関や医療関係者が患者さんに必要な医療を提供し、患者さん側も安心して必要な医療が受けられる	・身寄りがない人への対応について ・本人の意思・意向の確認と尊重 ・成年後見制度と「身元保証・身元引受等」相談窓口 ・医療機関における身寄りがない人への具体的対応 ・医療に係る意思決定が困難な場合に求められること
認知症の人の日常生活・社会生活における意思決定支援ガイドライン（2018年）	認知症の人を支える意思決定支援の基本的考えかた（理念）や姿勢、方法、配慮すべき事柄等を示し、自らの意思に基づいた日常生活・社会生活を送ることができる	・認知症の人の特性をふまえた意思決定支援の基本原則 ・意思決定支援のプロセス ・事例に基づく意思決定支援のポイント
意思決定支援を踏まえた後見事務のガイドライン（2020年）	後見人、保佐人、補助人（以下、後見人等）に就任した者が、意思決定支援を踏まえた後見事務、保佐事務、補助事務を適切に行うことができる	・基本的な考えかた ・意思決定支援における後見人等の役割 ・意思決定や意思確認が困難とみられる局面における後見人等の役割 ・本人にとって見過ごすことができない重大な影響が懸念される局面等における後見人等の役割 ・本人にとっての最善の利益に基づく代行決定
障害福祉サービス等の提供に係る意思決定支援ガイドライン（2017年）	事業者がサービス等利用計画や個別支援計画を作成してサービスを提供する際の障害者の意思決定支援ができる	・意思決定支援の定義、基本的原則 ・最善の利益の判断 ・成年後見人等の権限との関係 ・意思決定支援の枠組み、合理的配慮 ・意思決定支援の根拠となる記録の作成 ・関係者・関係機関との連携や本人と家族等に対する説明責任　など

　人生の主役である患者さん本人が、自分の人生をどう生き、どう過ごし、どう営みたいと願っているのか？　何をよしとし、何を嫌だと思っているのか？　自分らしさとはどのような姿、状況、状態なのか？　など、支援する側である私たちが、「相手を知る」ことから始まります。

　患者さんが現状に折り合いをつけながら「自身にとっての心身の自由とは何か」について周囲の人と語り合い、日々の営みを積み重ねていけるよう支援し続けることが、意思決定支援の本質だと考えます。

意思決定支援を行うタイミングと内容

　意思決定支援の全体像について示しましたが、実際の支援では、難渋することも少な

27

くありません。ガイドラインはあくまで私たちの医療やケアをガイドしてくれるツールとして考えます。それを使いこなす私たちが、目の前の患者さん・家族を知り、そのうえで支援のありかたを考えていくことが重要です。

　ここでは、死の数か月前から死の直前までに焦点を絞り、意思決定が求められるタイミングと内容を示します（図1）。ただし、「この時期にこの話を切り出そう」などと計画的に進めることを推奨したものではありません。この時期にある患者さんの状況や、意思決定の内容を理解する参考としてください。

図1　意思決定が求められるタイミングと内容

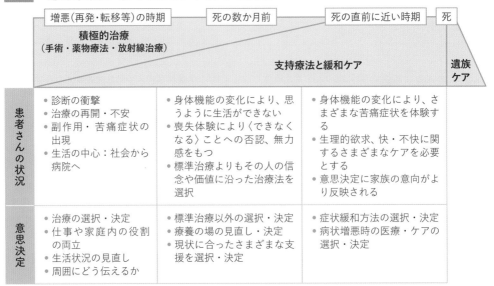

増悪（再発・転移等）の時期	死の数か月前	死の直前に近い時期	死
積極的治療（手術・薬物療法・放射線治療）	**支持療法と緩和ケア**		遺族ケア

	増悪（再発・転移等）の時期	死の数か月前	死の直前に近い時期
患者さんの状況	・診断の衝撃 ・治療の再開・不安 ・副作用・苦痛症状の出現 ・生活の中心：社会から病院へ	・身体機能の変化により、思うように生活ができない ・喪失体験により〈できなくなる〉ことへの否認、無力感をもつ ・標準治療よりもその人の信念や価値に沿った治療法を選択	・身体機能の変化により、さまざまな苦痛症状を体験する ・生理的欲求、快・不快に関するさまざまなケアを必要とする ・意思決定に家族の意向がより反映される
意思決定	・治療の選択・決定 ・仕事や家庭内の役割の両立 ・生活状況の見直し ・周囲にどう伝えるか	・標準治療以外の選択・決定 ・療養の場の見直し・決定 ・現状に合ったさまざまな支援を選択・決定	・症状緩和方法の選択・決定 ・病状増悪時の医療・ケアの選択・決定

■ 意思の変化を受け止める

意思決定支援では、以下のようなケースにときどき遭遇します。

> 　患者Aさんは、1か月前の外来診察時、「気管切開なんて嫌だ。しない」という意思表明をしていました。しかし、自宅で急遽呼吸が苦しくなったため、家族が救急車を呼び来院しました。Aさんはそのとき、医療者の腕をつかんで「とにかく苦しい、（苦しさを）とってほしい、まだ死にたくない、（必要なら）気管切開もしてほしい」と必死で訴えました。

　このように、患者さんが事前に聴取した内容と異なる意思表明をした際、現場が騒然となることも少なくありません。患者さんは常に明日が来るかもわからない不確かななかで、恐怖や不安など、多くの感情を抱えながら、今日を生きています。**人の意思は常に変化し続けるもの**だと考え、「いかようにもコミットします！」という支援側の姿勢が重要です。

■ 代理意思決定を支援する

患者さんの死が近づけば近づくほど、家族が本人に代わって意思決定をする機会が増えてきます。

・生きてほしいから、早く点滴をしてください
・なぜ、心臓マッサージをしてくれないのですか？

などと、医療者に詰め寄る家族も珍しくありません。

このような場合は、うなずきながら家族のそばに寄り、肩や背部に手を回しながらいったん座っていただきます。家族の気持ちをきちんと受け取ったうえで、

ご家族のお気持ちは、よく理解できました。○○さん（患者さん）に成り代わって（○○さんごととして）、一緒に考えてみませんか？

などと声をかけましょう。家族の苦悩にも配慮し、患者さんの推定意思を一緒に考えられるよう支援します。

PART 2 基本

意思決定支援のプロセス

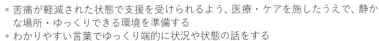

死の数か月前以降の意思決定支援は、日々のケアの連続性のなかで行われています。

この時期の患者さんは、痛みといった1つの症状だけでなく、全身倦怠感や食欲不振、便秘など、さまざまな苦痛を複合的に体験します。これらの苦痛症状は、患者さんの意思決定能力を大きく低下させます。そのため、苦痛症状に対する医療やケアを提供しつつ、3つのプロセス（表2）をイメージしながら支援していきます。

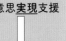 **意思決定支援の3つのプロセス**

①意思形成支援	● 苦痛が軽減された状態で支援を受けられるよう、医療・ケアを施したうえで、静かな場所・ゆっくりできる環境を準備する ● わかりやすい言葉でゆっくり端的に状況や状態の話をする ● 図などを使用して重要なポイントから先に説明する ● 本人・家族の反応を観察する
②意思表明支援	● 苦痛が軽減された状態で支援を受けられるよう、医療・ケアを施したうえで、静かな場所・ゆっくりできる環境を準備する ● 主人公は、苦痛症状を抱える患者さん（家族）であるため、少し待つ姿勢で支援する ● 全人的苦痛により、表明すること自体が苦痛であるならば、焦らせず時間を改める ● これまで表明された価値や信条、生活状況からみて整合性がとれない場合は、理由を確かめる
③意思実現支援	● 患者さんの意思を療養生活に反映させる ● 地域を含めた保健医療福祉関連のリソースを用いて、患者さんの意向に基づいた療養生活を送ることができるようプランを立て、共有し、実現する（スピード感も重要） ● 意思はいつでも変更可能であることも伝え、常に振り返りを行う

厚生労働省：認知症の人の日常生活・社会生活における意思決定支援ガイドライン. 2018：6-8；を参考に作成
https://www.mhlw.go.jp/file/06-Seisakujouhou-12300000-Roukenkyoku/0000212396.pdf（2023.6.1.アクセス）

ACP（Advance Care Planning）
アドバンス ケア プランニング

　ACPは、「人生の最終段階の医療・ケアについて、本人が家族等や医療・ケアチームと事前に繰り返し話し合うプロセス[1]」です。この他にも「あらゆる年齢や健康状態、病期を問わず、個人の価値観、生活のゴール、治療ケアに対する意向を理解し、共有することを支援するプロセス[2]」であるなど、国内外でいくつか定義が示されています。

　実際には、実践することに困難を感じ、着手できていない場合もあるようです。

　ACPの定義を参考にしたプロセスを、以下に示します。

①今の気がかりや考え、価値観や生活・人生のゴールを確認する

②理解している病状や今後の見通しを確認する（必要時、追加修正）

③実際の病状に合った治療や療養の選択肢を共有・検討する

④患者さん・家族等や医療・ケアチームと治療やケアの目標を話し合う

⑤これらのプロセスをたどりながら、その人となりに対する理解を深め、話し合いのプロセスを繰り返す

（矢野和美）

引用文献

1) 人生の最終段階における医療の普及・啓発の在り方に関する検討会：人生最終段階における医療・ケアの決定プロセスに関するガイドライン 解説編. 2018：1.
https://www.mhlw.go.jp/file/04-Houdouhappyou-10802000-Iseikyoku-Shidouka/0000197702.pdf（2023.6.1.アクセス）

2) Sudore RL, Heyland DK, Lum HD, et al. Outcomes That Define Successful Advance Care Planning: A Delphi Panel Consensus. *Journal of Pain and Symptom Management* 2018; 55（2）: 245-255, e8.

参考文献

1) 厚生労働省：人生の最終段階における医療・ケアの決定プロセスに関するガイドライン. 2018年3月改訂. 2018.
https://www.mhlw.go.jp/file/06-Seisakujouhou-10800000-Iseikyoku/0000197721.pdf（2023.6.1.アクセス）

2) 厚生労働省：「人生の最終段階における医療の決定プロセスに関するガイドライン」の改訂について. 2018.
https://www.mhlw.go.jp/stf/houdou/0000197665.html（2023.6.1.アクセス）

3) 神戸大学 アドバンス・ケア・プランニング（人生会議）：「人生の最終段階における医療・ケアの決定プロセスに関するガイドライン」における意思決定支援や方針決定の流れ（イメージ図）（平成30年版）. 2018.
https://www.med.kobe-u.ac.jp/jinsei/acp_kobe-u/acp_kobe-u/doc/2_1.pdf（2023.6.1.アクセス）

4) 平成30年度厚生労働行政推進調査事業費補助金（地域医療基盤開発推進研究事業）「医療現場における成年後見制度への理解及び病院が身元保証人に求める役割等の実態把握に関する研究」班：身寄りがない人の入院及び医療に係る意思決定が困難な人への支援に関するガイドライン. 2019.
https://www.mhlw.go.jp/content/000516181.pdf（2023.6.1.アクセス）

5) 厚生労働省：認知症の人の日常生活・社会生活における意思決定支援ガイドライン. 2018.
https://www.mhlw.go.jp/file/06-Seisakujouhou-12300000-Roukenkyoku/0000212396.pdf（2023.6.1.アクセス）

6) 意思決定支援ワーキング・グループ：意思決定支援を踏まえた後見事務のガイドライン. 2020.
https://www.courts.go.jp/vc-files/courts/2020/kouken/20201030guideline.pdf（2023.6.1.アクセス）

7) 厚生労働省社会・援護局 障害保健福祉部長：障害福祉サービスの利用等にあたっての意思決定支援ガイドラインについて. 2017（障発0331第15号）.
https://www.mhlw.go.jp/file/06-Seisakujouhou-12200000-Shakaiengokyokushougaihokenfukushibu/0000159854.pdf（2023.6.1.アクセス）

End of Lifeにみられる倫理的葛藤

4

　現代は医療が急速に発展し、人々の価値観が多様化しています。そのようななかでEnd of Lifeケアを行っていると、患者さん、患者さんの周囲の人、医療者間などにおいて、それぞれの価値観や価値判断の違いから、問題が生じることがあります。

　生と死に関する問題は答えがなく、治療・ケアを行うなかでは、多くの倫理的葛藤が生じます。

　倫理的葛藤を検討する際の枠組みとして、「倫理4原則」（表1）があります。こうした枠組みを手がかりに、葛藤の背景や、必要なケアを考えていくこともできます。

表1　倫理4原則

自律の尊重 （Respect for Autonomy）	自由かつ独立して考え、決定する能力 また、そのような考えや決定に基づいて行為する能力
善行 （Beneficence）	患者さんに対して善をなすこと
無危害 （Non-maleficence）	人に対して害悪や危害を及ぼすべきではない
正義 （Justice）	社会的な利益や負担は正義の要求と一致するように配分されなければならない

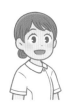

次項から、End of Lifeにみられる患者さんと医療者の間の倫理的葛藤を紹介していきます。葛藤を経験したときのヒントがみつかると思いますので、ぜひ、参考にしてください。

（林　ゑり子）

参考文献

1）　Beauchamp TL, Childress JF. Principles of Biomedical Ethics. 5th ed. Oxford University Press, Oxford, 2001: 79-80.
2）　日本看護協会：看護職の倫理綱領. 2021
　　https://www.nurse.or.jp/nursing/practice/rinri/pdf/code_of_ethics.pdf（2023.6.1.アクセス）

排泄の自立と安全

End of Lifeの患者さんは、人の手をわずらわせたくないと考えていることが多く、特に、家族や介護者から排泄の介助をしてもらうことを負担に感じています[1]。こうした思いから、排泄行動が転倒・転落の要因になることもしばしばあります。

ケース

自分でトイレに行きたい。

患者さん

夜間は人手が少ないのでおむつにしてほしい。

看護師Bさん

患者さんの情報

83歳、女性。がんの進行に伴う倦怠感で入院。

自宅では、「主人に負担をかけたくない、動けるうちは自分でトイレに行く」と言い、歩行器を使ってトイレに行っていました。入院を担当した看護師Aさんは、「自宅と同じように歩いてトイレに行きましょう。慣れるまではしばらく付き添いますのでナースコールで知らせてください」と伝えて手元にナースコールを設置し、歩行器を貸し出しました。

しかし夜勤の看護師Bさんは、「夜は危ないし、看護師も少ないのでおむつにしてください」と言って歩行器を片づけ、おむつを当てました。そして4点柵を設置し、ベッドの高さを上げて出て行きました。

患者さんは夜中に尿意で目覚め、看護師を呼ぼうと思いましたが手元にナースコールがありません。力を振り絞って柵を乗り越えましたが、ベッドが高く、足を滑らせて尻もちをつきました。すると、看護師Bさんが駆け寄ってきて、「動いたらダメですよ！　おむつにしてくださいって言いましたよね！」と大きな声で注意しました。

翌朝、夜勤の看護師Bさんは前日の担当者Aさんに、「病状悪化で入院したんだし、環境も変化しているんだから、トイレ歩行は無理でしょ！　今月は転倒ゼロをめざしていたのに！」と不満をぶつけました。

■ 問題点と背景

このケースは一見、夜勤の看護師Bさんの対応を問題視したくなります。患者さんが危険な行動を起こしていないにもかかわらず、一方的におむつを当てて過剰な身体拘束を行い、安全管理も欠落しています。「家族に負担をかけたくない」という患者さんの

意思や尊厳を踏みにじる行為です。

　しかし、程度の差はあるものの、どこの現場にも類似する状況があるのではないでしょうか。このケースで、入院を担当した看護師Aさんと夜勤の看護師Bさんの対応が異なったように、かかわる人の考えかたや、その時々の忙しさなどが影響し、臨床では、このような事象が発生していると思われます。誰か1人が患者さんの意思や自立を尊重しようとしても、うまくいきません。**看護師個々の価値観や考えかたにおける相違を認め、議論することが重要です。**

　また、入院担当者Aさんと夜勤者Bさんの間で情報共有や引き継ぎが行われなかったことも、ケアの継続性が担保されなかった要因と考えられます。特に、入院初日は勤務交代時の引き継ぎが重要です。**入院目的や医学的状況だけでなく、身体機能や認知機能、日常生活援助の内容を一緒に確認し、ていねいに引き継ぎを行う必要があります。**

　援助に対する意見の違いをすり合わせることで、自立と安全を両立させる折衷案を見つけ、転倒を防ぐことができたかもしれません。

■ ケアと考えかた

①身体拘束の妥当性を検討する

　不可逆的に身体機能が低下していくEnd of Lifeにおいて、十分な予防ケアや代替方法が検討されないまま身体拘束が選択されることは、見すごせない事態です。こうした状況が常態化している現場は、その他のあらゆる問題に対しても、倫理的感受性が鈍感化していると考えられます。

　しかし、7対1や10対1の看護体制において、さまざまな疾病や介護問題を抱える患者さんの自立を支援し、身体拘束が必要となりうる状況をつくらないようにすることは、容易ではありません。あらゆる予防ケアを実践しても患者さんに危険が及ぶ可能性が高い場合は、身体拘束を判断せざるを得ないことがあります。こうした場合は、身体拘束の3原則（表1）に照らし合わせて妥当性や代替方法を多職種で検討する必要があります。

表1 身体拘束の3原則

切迫性	行動制限を行わない場合患者の生命または身体が危険にさらされる可能性が高い（意識障害、説明理解力低下、精神症状に伴う不穏、興奮）
非代替性	行動制限以外に患者の安全を確保する方法がない（薬剤の使用、病室内環境の工夫では対処不能、継続的な見守りが困難など）
一時性	行動制限は一時的であること

日本看護倫理学会 臨床倫理ガイドライン検討委員会編：身体拘束予防ガイドライン. 2015：15. より引用
https://www.jnea.net/wp-content/uploads/2022/09/guideline_shintai_2015.pdf（2023.6.1.アクセス）

　時には、症状緩和の見直し、治療の差し控えや中止、在宅医療への移行という選択肢も挙がってくるでしょう。End of Lifeの患者さんにとって、何がよりよい選択かということについて、患者さん・家族・医療チームがともに納得できるように、繰り返し話し合うことが重要となります。

②部署や組織全体の取り組みとして検討する

　こうした問題は、看護師個々やチーム単位での工夫だけでは解決しません。部署や組織全体の取り組みとして方針が示されるべき問題です。

　医療安全推進室などが発表する転倒・転落発生件数のアウトカムだけにとらわれず、それと同等に、過剰な身体拘束がないか、患者さんの自立や尊厳を守るケアが現場で計画・実践されているかを組織横断的に評価していく必要があります。

ポイント

◎ 身体拘束は代替案を十分検討してから開始し、漫然と続けないよう注意する

◎ End of Lifeにおいて、患者さんの自立と安全の両立は容易ではなく、看護師の価値観や経験、そのときどきの忙しさに左右されやすい

◎ 誰か1人が取り組むのではなく、チームや部署全体で援助のありかたを考え、患者さんと援助者の納得感につなげていく必要がある

◎ 治療や療養上、身体拘束がやむを得ないとされる場合は、身体拘束の3原則に基づいてチームで検討するとともに、代替方法を検討する

（宮崎万友子）

引用文献

1）　古村和恵, 森田達也, 赤澤輝和, 他：迷惑をかけてつらいと訴える終末期がん患者への緩和ケア－遺族への質的調査からの示唆－. Palliative Care Research 2012；7（1）：142-148.

休息と体位変換

体位変換をしようとして、「触らないでほしい」「このクッションを外してほしい」と言われたことはありませんか。褥瘡をつくらない・悪化させないために私たちが実施するケアが、時に患者さんの苦痛になってしまうことがあります。

ケース

やっと痛みがよくなったから、触らないでほしい。

褥瘡発生リスクがあるから体位変換が必要。

患者さん

看護師

患者さんの情報

53歳、女性。肺がんが手術後に再発し、右腸骨の転移が増大して、病的骨折、下肢浮腫で入院。

入院時、「痛くて歩けない、寝返りも激痛」と涙を流していたため、オピオイドの持続注射を開始しました。徐々に疼痛は緩和され、夜も眠れるようになってきましたが、骨折や浮腫の影響で歩行は困難です。

ある日、体位変換をしようとすると、「触らないで」と拒否されました。話を聞くと、「昨日、夜勤の看護師さんに右足を触られて激痛が走った。いつもは痛み止めの効果を確認して私のタイミングで向きを変えてくれるのに、あの看護師さんは"床ずれができたら大変でしょ"と言っていきなり動かした。あの痛みを思い出すと怖い」と訴えました。

苦痛を与えてしまったことを謝罪すると、「人の手を借りないと動けなくなってしまった」と涙を流しました。

後日、夜勤の看護師に体位変換の状況を確認すると、「事前に鎮痛薬は使いましたよ。足が痛いのはわかっていましたけど、どこの骨に転移しているかまで確認していませんでした。それよりも褥瘡発生リスクが問題ですよね」と話しました。

問題点と背景

このケースにおいて、患者さんは、オピオイドで疼痛が緩和されて夜も眠れるようになっていました。体位変換についても、ほとんどの看護師が、

- 鎮痛薬の効果を確認する
- 患者さんのタイミングを待つ
- 痛みが出る部位は触れない

といった個別性をふまえて実施できていたようです。

しかし、夜勤の看護師は、事前に鎮痛薬を使用したものの効果を確認せず、患者さんのタイミングを待たずに、一方的に体位変換を行ってしまいました。また、骨転移の部位を把握しておらず、一番痛みが強い右腸骨付近を触って、勢いよく体位変換したようです。

さらに、「褥瘡発生リスクのほうが問題」と主張しています。この主張によると、患者さんの休息や安寧と褥瘡予防が相反することのように聞こえますが、効果的な薬物療法や愛護的な体位変換によって、少なくとも、恐怖を与えてしまうような状況は防げたのではないでしょうか。

■ ケアと考えかた

一般的な褥瘡ケアについては参考文献を一読されることをおすすめし、本項は、患者さんがつらくない褥瘡ケア[1] (p.208) のために、援助者としての自身の行動を振り返っていきましょう。

①病態から増悪因子を予測する

日ごろから画像検査の結果を確認して、症状の増悪因子を予測しているでしょうか。筆者は、以前、疼痛の勉強会に参加してくれた看護師のかたから、「今まで何も考えずに体位変換していたけれど、画像を見るようになって、どこを触ったら痛いか考えるようになりました」と言われたことがあります。

「骨転移の病巣には直接触れない」など、症状の増悪因子を病態から予測し、患者さんと一緒につらくないケアを見つけていきましょう。このような、つらさを理解しようとする姿勢が、不安や恐怖などの増悪因子を減らす助けにもなります。

②患者さんの休息を妨げない

筆者は日ごろ、患者さんが眠っている場合は小さな声で呼びかけてから体位変換を行っていました。しかし、ある患者さんから「そっとやってもらえば目が覚めないから、眠っているときは声をかけずに向きを変えてほしい」と言われたことがあります。患者さんの個々の好みを確認して、どのような方法が休息の妨げにならないか、一緒に考えましょう。

場合によっては、体位変換の時間を変更する、声はかけずにそっと実施させてもらうなどの対応方法を、患者さんと事前に決めておくとよいでしょう。

③何気ない言動にも気を配る

筆者は以前、ある患者さんから、「あの看護師さん、仕事が雑ね」とはっきり言われたことがあります。こうした訴えを鵜呑みにしてよいとはいえませんが、**患者さんは看護師の性格や援助の癖をきちんと見ています**。ペースを守って体位変換してくれる看護師と、まるで大きな荷物を抱えるように「ヨイショ!」と口に出して勢いに任せる看護

師とでは、安心や信頼に差が生まれるかもしれません。

　自立性が失われた喪失感に苛まれている患者さんにとって、体位変換が安心できるケアになるように、日ごろの何気ない言動を振り返ってみましょう。

ポイント

◎ 症状の増悪因子を病態から予測し、患者さんと一緒に、つらくない体位変換を計画する

◎ 看護師が患者さんの増悪因子にも軽快因子にもなりうるため、実施する体位変換が患者さんにとってつらい体験になっていないか評価する

◎ 休息への影響を最小限にするため、患者さんの好みや生活に合わせた体位変換を計画する

◎ 自立性を喪失した患者さんのつらさを全人的に理解しようとする

（宮崎万友子）

引用文献

1) 祖父江正代：「つらくない」「痛くない」褥瘡ケアにおけるナースの役割と看護の視点. ナーシング・トゥデイ 2013；28（4）：8.

参考文献

1) 祖父江正代, 近藤まゆみ編：がん患者の褥瘡ケア. 日本看護協会出版会, 東京, 2009：282-286.
2) 祖父江正代, 前川厚子, 竹井留美：がん終末期患者の褥瘡に対する意味づけとケアへの期待. 日本創傷・オストミー・失禁管理学会誌 2011；15（1）：46-54.

「食べたい・飲みたい」と誤嚥予防

「人は口から食べられなくなったら終わりだ」という患者さんは、少なくありません。End of Lifeにおいて、口から食べられなくなってきた患者さんは、不安を抱えていると考えられます。しかし、患者さんが食べたい・飲みたいと希望していても、患者さんの状態によっては、医療者間で意見が分かれることもあります。

ケース

最期に好きなものを食べたい・飲みたい。

患者さん

嚥下機能が低下しているので誤嚥の危険性がある。

看護師Bさん

患者さんの情報

62歳、男性。肺がんが手術後に再発し、対側肺内転移、胸水貯留を認め、呼吸困難を主訴に入院。

症状緩和のために、オピオイドの持続皮下注射が開始されましたが、全身状態の改善はみられません。徐々に嚥下機能は低下し、食事摂取時は、むせを認めるため、嚥下困難食、とろみ茶を摂取しています。しかし、「好きなお肉が食べられれば本望だ」「冷たいお茶をごくごく飲みたい、とろみは嫌だ。喉を鳴らしながら飲ませてほしい」と訪室するたびに看護師に訴えます。

看護師Aさんは、「死期が迫り、食事量が低下していくなかで、患者さんは、"好きなものを食べたい、飲みたい"と望んでいるので、最期だから食べたいものを食べさせてあげたい。どうしたら患者さんの希望を実現できるか」とカンファレンスで提案しました。

しかし、看護師Bさんは、「嚥下機能が低下しているので、経口摂取や飲水により、誤嚥する恐れがあるのでやめましょう。誤嚥することで、結局、患者さんが苦しみます」と意見が交わされました。

■ 問題点と背景

このケースで、患者さんは「好きなお肉が食べられれば本望だ」「冷たいお茶をごくごく飲みたい」と希望しています。看護師Aさんは、倫理4原則（p.31参照）の「善行」（患者さんにとって利益が得られるように支援すること）に基づいて考えています。

患者さんのQOLを考えれば、何とか今の状態で食べることができるように支援したい。

看護師Aさん

一方で、看護師Bさんの考えも同じ善行の原則に基づき、医療において患者さんのために最善を尽くすべきであり、生命が短くなることは、患者さんの益にはならないと考えています。

患者さんが誤嚥して肺炎を発症した場合、予後が短くなるのではないか。

看護師Bさん

PART 2 基本

このように、どちらの看護師も、患者さんのためを思って発言していることがわかります。

■ ケアと考えかた

①患者さんの希望と安全の両面から考える

ここで大切なのは、「患者さんの希望」です。End of Lifeにおいて最も尊重されるべきことは、患者さんのQOLの向上です。ただし、患者さんが希望しているからといって、すべてのリスクを背負って実施すればよいわけではありません。

患者さんや家族には、今の状態で飲食することによるメリット・デメリットを説明する必要があります。そのうえで看護師は、医師や、可能であればセラピスト（理学療法士[PT：physical therapist]、作業療法士[OT：occupational therapist]、言語聴覚士[ST：speech language hearing therapist)]）ともカンファレンスを開催し、患者さんの希望を安全に叶えるためにはどうしたらよいかを話し合うことが大切です。

②希望を叶えるため、ケアを工夫する

患者さんの希望を叶えるためには、ケアの方法を工夫します。

〈ケアの工夫の例〉
・ポジショニングをセラピストと一緒に考える
・固形物の嚥下が困難　→　噛みしめて味覚だけ楽しんでもらう
・水分にむせる　→　むせない量を口腔ケアスポンジに含ませて口腔内を湿らせる

また、患者さんの希望やケアの方法は家族と共有し、家族の協力も得られそうであれば、協力を依頼していきましょう。家族も、大切な患者さんのために役に立つことがで

きたという気持ちになり、家族の満足度にもつながります。

③患者さんの言葉の意味を考える

　私たち看護師は、患者さんの発する言葉の意味をもう一度考えてみなければなりません。「お肉を食べたい」「冷たいお茶をごくごく飲みたい」など、患者さんが話すとき、患者さんは何を思い浮かべているのでしょうか。ただ、飲みたい・食べたいだけではなく、元気だったころの自分を思い浮かべ、希望が叶うならば自分はもう一度元気になりたい、もっと「生きたい」という希望の表出とも考えられます。希望の本質は何かを考えましょう。

　また、患者さんの大切にしている「価値観」を知り、決して医療者の価値観を押しつけないことも、忘れないようにしましょう。

ポイント

◎ 嚥下機能低下のアセスメントが正しいか、嚥下テスト、栄養サポートチームによる栄養状態の評価、言語聴覚士（ST）による嚥下機能の評価などを確認する必要がある

◎ 自身の嚥下機能の低下を理解したうえで、「どうしても食べたい・飲みたい」と訴える患者さんの思いに配慮する必要がある

（岡山幸子、大西アイ子）

せん妄と転倒予防

終末期せん妄は、約80％の患者さんに発症するといわれ、多くは不可逆的なせん妄です。

ケース

（せん妄で）トイレに行きたい、管が気持ち悪い。

離床センサーが何度も作動するので疲弊している。

患者さん

看護師

患者さんの情報

83歳、女性。大腸がんによる腹膜播種を認め、痛みのマネジメントのため入院。ADL は、車椅子への移乗時に介助が必要。

入院後は症状緩和のため、オピオイドの持続皮下注射が開始となりました。夜間、ナースコールを鳴らさずに1人でトイレに行こうとして、ふらついているところを発見されました。つじつまの合わない言動も認められたため、医師より終末期せん妄と診断されました。

また、オピオイドの副作用で尿閉を認めたため、尿道カテーテルを挿入することになりました。その後も、カテーテルによる不快感を訴え、トイレに行こうとする行動がみられました。何度もナースコールを鳴らすよう協力を依頼しましたが、理解が得られなかったため、離床センサーを設置しました。

夜間は特にセンサーが頻繁に作動し、そのたびに看護師が訪室しなければならず、夜勤の看護師たちは次第に疲弊していきました。ある日の夜、センサーが作動し訪室した看護師は、患者さんが尿道カテーテルを自分で抜き、床で仰向けに倒れているところを発見しました。患者さんは「トイレに行きたかった。管が気持ち悪かった」と言いました。

問題点と背景

このケースでは、患者さんはせん妄により「トイレに行きたい」という意思を看護師に伝えることができず、1人でトイレに行こうとし、尿道カテーテルを自己抜去し、転倒してしまいました。

こうした場合は、施設の行動制限マニュアルに沿った対策が必要となります。多くは、離床センサーの設置による対応が多いと考えますが、このケースのように頻繁に作動すると、看護師が疲弊してしまいます。

一方で、まずは、せん妄自体が患者さんにとってつらい体験であることを考える必要があります。

ケアと考えかた

①せん妄の早期発見と対策を行う

せん妄の発症には、病状の変化、薬剤、その他の不快な症状など、さまざまな要因がかかわっています（p.195）。

薬剤は、必要性や投与経路などを見直す必要があるため、医師や薬剤師に相談しましょう。緩和ケア病棟では、皮下投与に変更できるものは変更します。万が一、自己抜去しても、患者さんへの被害が少ないと考えられるからです。

尿道カテーテルなども同様です。なぜ挿入されているのか、今、必要かどうか、排泄量などともあわせて検討し、アセスメントしていきましょう。

また、ルートや尿道カテーテルを自己抜去した場合は、痛みを伴うため、抜去されないような工夫などの対策も重要です。

②自律の尊重と、安全の確保を考える

患者さんは「歩きたい」「自分でできることは自分でしたい」と希望や自律心をもっています。そのため、自律の尊重（p.31）も重要ですが、安全の確保も必要です。なぜなら、私たち医療者は転倒後の患者さんの苦しみも知っているからです。

End of Lifeにおいて骨折した場合、ほぼ手術対象にはならず、鎮痛薬での対症療法になるでしょう。多くの看護師は、患者さんに新しい痛みを与えたくないと考えます。

一方で、離床センサーを設置し頻繁に訪室すると、患者さんは「監視されているみたい」だと感じます。それが刺激になり、さらにせん妄症状を悪化させる場合もあるため、センサーは必要か、常時必要なのか、夜間だけでよいのか、などを多職種で話し合うことも重要です。

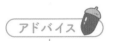
アドバイス

「トイレに1人で行けなくなったら、入院したい」という患者さんと家族のやりとりをよく耳にしませんか？　排泄行為の自律は、それだけ生きていくうえで重んじられているのです。

「最期まで人の世話になりたくない」という価値観をもっている患者さんも多くいます。ご本人やご家族と相談し、「転倒させない」だけを目標にせず、十分なアセスメントを行ったうえで、患者さんの力を信じ、そっと見守るというケアが必要な場合もあります。

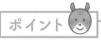

◎ せん妄は、危険行動や事故につながるだけでなく、患者さんの苦痛につながり、患者さんとの意思疎通の妨げにもなる

◎ 患者さんが転倒により骨折してしまった場合には、残された短い時間を、骨折の痛みとともにベッドで過ごすこととなる恐れがある

◎ 安全確保のため離床センサーを設置することも多いが、夜間頻繁に作動すると、せん妄の悪化や、看護師の疲弊につながる

（岡山幸子、大西アイ子）

参考文献

1）Inouye SK, Westendorp RG, Saczynski JS. Delirium in elderly people. *Lancet* 2014; 383（9920）: 911-922.
2）井上真一郎，内富庸介：せん妄の要因と診断－せん妄への対策とケアー．がん患者と対症療法 2011；22（1）：6-11.

睡眠と服薬・排泄

//

ケース1 睡眠と服薬

やっと眠れたのに、起こされてつらい。

患者さん

オピオイドは定刻どおりに与薬する必要がある。

看護師

患者さんの情報

60歳、男性。食道がんが術後に再発。

　嚥下時痛と通過障害による脱水のため入院し、オピオイドの徐放剤を10時と22時に服用開始しました。10時に看護師がオピオイドを与薬しに行くと、患者さんが「昨日はつらかった。時間をかけて朝ごはんを食べて眠っているところを看護師さんに起こされて、薬を飲んだから。少しぐらい飲む時間をずらしても体に害がないなら、ずらしてもらいたい」と話しました。つらい思いをさせてしまったことに謝罪し、その状況を昨日担当した看護師に確認すると「効果や副作用を考えると決められた時間に投与して血中濃度を保つことが必要な薬ですよね。薬剤師から薬剤指導も受けていたし、患者さんも理解していると思い、眠ってはいましたが起こして飲んでいただきました」と説明しました。

■ 問題点と背景

　眠りは、人の健康な生活を考えると、人間の生命や人間としての尊厳にかかわり、優先して尊重される価値であるといえます。フライらは、看護師の義務として、**善行と無害の原則**[1]を挙げています（図1）。

図1 善行と無害の原則

善行
患者さんにとっての福利や尊厳を積極的に推進することなどのよいことを行う義務

無害
患者さんに身体的あるいは心理的な外傷をもたらすなどの害を回避する義務

　患者さんは、時間をかけて食事をした後に眠って休息する行為を、鎮痛薬を服用することよりも自分にとって益であると考えています。一方看護師は、薬効が最大限に得られるよう、一定の血中濃度を保つために定期的に鎮痛薬を服用することが患者さんにとって善行であり、眠りを優先する行為は薬効が下がり害となりうる、と考えることが

できます。確かに、オピオイドの添付文書には一定の間隔で薬剤を定期投与することが推奨されています。しかしながら、血中濃度が下がる時間は、年齢や肝機能および腎機能などによる差異があり、あくまでめやすに過ぎません。

　そのため、患者さんは身体に害がないなら眠りを優先したいと希望していること、投与時間の間隔には遅らせても患者さんには大きな害を与えない許容できる範囲があることから、ここでは眠りを優先させる行為が、患者さんにとって善行であるといえます。

■ ケアと考えかた

患者さんの生活に合わせて、服薬のタイミングを一緒に考える

　服薬時間を決定するタイミングで、患者さんの生活に合わせて、睡眠などを妨げない時間帯での投与が可能かを相談します。患者さんには、血中濃度を一定に保つことで薬効が得られやすいことを説明し、患者さんがどんなタイミングで飲みたいかを一緒に考えるとよいでしょう。

　その結果、添付文書で推奨されているような12時間ごとの投与を希望しない場合には、医師や薬剤師および他の看護師とも情報を共有します。そのうえで、痛みがマネジメントでき、副作用にも影響しないなど、患者さんに害とならない範囲での服薬のタイミングについて相談するとよいでしょう。

> **ケース2** 　**睡眠と排泄**

患者さん

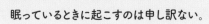
尿失禁したくないので、入眠中でも起こしてほしい。

眠っているときに起こすのは申し訳ない。

看護師

> **患者さんの情報**
>
> **70歳、女性。胃がんが術後に再発し、腰椎転移がある。**
>
> 　疼痛マネジメント目的で入院し、オピオイドと放射線治療が開始となりました。その後、オピオイドの副作用で悪心が生じたため、制吐剤の服用を開始しました。悪心は緩和されましたが、制吐剤の副作用による眠気のため尿失禁を繰り返し、起きた患者さんは泣きながら「情けない。汚れたシーツを看護師に交換してもらうことが申し訳ない」と涙ながらに話しました。受け持ちの看護師は、2時ごろに起きてトイレに行くという排泄パターンを確認し、夜間巡視時、2時ごろに起こしてトイレ誘導を行うことで患者さんの困りごとを解決できると考えたのですが、眠っているときに起こすことを躊躇し、どうしたらよいか悩んでいました。

問題点と背景

　失禁の回避は、睡眠と同様に人間としての尊厳にかかわるため、優先して尊重されるべきといえます。そのため、失禁の回避と睡眠という2つの大切な価値のなかで、患者さんにとってどちらを優先するのが益であるのかを考えます。

　看護師は、患者さんの状況を理解したうえで、眠っているのを起こしてでもトイレ誘導すべきか悩んでいます。しかし、患者さんは、失禁を回避するために、眠っていても起こしてほしいと望んでいます。

　そのため、起こされないことにより失禁して尊厳が損なわれることは、眠りを妨げられることよりも不利益となり、起こされることは、患者さんにとって益をもたらし、善行になりうる行為であると考えます。

ケアと考えかた

トイレ誘導を行う時間を決め、スタッフ間で共有する

　就寝前に排泄を済ませてもらいます。そして就寝時の2時ごろには眠っている場合でも起こしてトイレ誘導を行うことを説明し、同意を得て実施するとよいでしょう。

　また、そのような行為にとまどうスタッフもいることが考えられます。そのため、患者さんの思いや、具体的な看護実践の方法を共有し、継続看護につながるよう調整しましょう。

> **ポイント**
>
> ◎ 眠りを妨げてでも与薬することが、患者さんにとってよい行為であるかを考える
>
> ◎ 治療やケアなどの説明を患者さんがどう理解し、納得や同意をしているのかを確認する
>
> ◎ 理解や納得に応じて説明を補足し、患者さんがよいと感じられる方策をともに考える

（井上さよ子）

引用文献
1）Fry ST, Johnstone M-J原著, 片田範子, 山本あいこ訳：看護実践の倫理－倫理的意思決定のためのガイド第3版. 日本看護協会出版会, 東京, 2010：28.

参考文献
1）高久史麿, 矢﨑義雄監修, 北原光夫, 上野文昭, 越前宏俊編：治療薬マニュアル. 医学書院, 東京, 2019：2-3.

スマートフォン・携帯電話の管理

　近年、スマートフォンや携帯電話の所有率が上がり、家族とのコミュニケーションツールの1つとして、入院時にスマートフォンや携帯電話を持参する患者さんが多くなっています。しかし、End of Lifeにある患者さんは、全身状態の悪化に伴い体力や認知機能が低下すると、これらの機器の管理ができなくなることがあります。

　そのため、スマートフォンや携帯電話の紛失といった問題が起きないように、看護師が管理するべきでしょうか？　しかし、その場合には、患者さんの自律性を損なうのではないでしょうか？　ここに、倫理的葛藤が生じることがあります。

患者さん

> スマートフォン（携帯電話）で、家族と
> いつでも連絡がとれるようにしたい。

> 体力や認知機能が低下して、スマートフォン
> （携帯電話）をなくす危険がある。

看護師

問題点と背景

　2020年のスマートフォン保有状況は全体で86.8%、60代で87.6%、70代で71.1%[1] になっています。携帯電話（いわゆるガラケー）の保有率は高齢者が多く、どの年代でもスマートフォンや携帯電話を入院時に持参している患者さんが多くなっています。

　入院中の患者さんは、家族や友人と自由に会って話をする機会が制限されることが多くなります。End of Lifeの患者さんにとって、大切な人々との何気ない会話は安心感をもたらし、その人らしさを維持するために大切なものです。

　家族も、患者さんの声を聞くことや、患者さんからのメールを受け取ることで安心につながることがあります。医療者にとっても、スマートフォンや携帯電話に記録された写真を見せてもらい、そのときのお話を聞くことで、患者さんの人となりや価値観を知るきっかけになることがあります。

　しかし、End of Lifeの患者さんは病状の悪化により体力や認知機能が低下し、スマートフォンや携帯電話の管理ができず、いつの間にか紛失してしまうことがあります。スマートフォンや携帯電話の紛失は、大切な思い出を失うことにもつながるため、紛失を予防することが医療者に求められます。

　では、患者さんが管理できない状況であれば、家族に持ち帰ってもらうなど、紛失予防策をとることがよいのでしょうか？　しかし、このような対応は、患者さんが自由に家族とコミュニケーションをとることを妨げ、患者さんが大切なものを取り上げられたと感じ、自尊心を損なうこともあります。ここに倫理的葛藤が生じます。

　そこで、患者さんからスマートフォンや携帯電話を取り上げずに紛失を予防するため、看護師は何ができるか考えてみます。

■ ケアと考えかた

①病室の環境整備を行い、定位置を決めておく

　患者さんがスマートフォンや携帯電話の管理ができない状況になったときには、病室やベッド周囲の整理整頓もできなくなっていることが多いと考えられます。そのため、ベッド周囲が乱雑になり、スマートフォンがごみ箱の中に落下して紛失するといった危険が生じます。

　紛失を予防するためには、スマートフォンの定位置を決めて、看護師の勤務交代時に必ず所在を確認することも方法の1つになります。これらの機器は充電が必要になるので、充電ができる定位置で保管することも必要です。

②操作を補助して家族とのつながりを維持する

　患者さんがスマートフォンや携帯電話の管理ができなくなると、家族から電話やメールが来ているのに、折り返しの電話やメールの返信ができず、放置されていることがあります。その場合、家族は患者さんとの連絡がとれず心配していることがあるので、看護師が患者さんの了承を得たうえで、スマートフォンや携帯電話の操作を補助し、患者さんと家族をつなぐ方法もあります。

　患者さんの体力に配慮して、看護師がスマートフォンや携帯電話をもって患者さんに話してもらうことや、患者さんの声が聞き取りにくいときは看護師が橋渡しをすることなどにより、患者さんと家族のコミュニケーションを助けることができます。

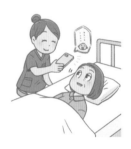

　スマートフォンや携帯電話の使用が生活の一部になっている現在、患者さんが管理できなくなった場合には看護師が補い、患者さんが、その人らしく家族とのつながりを維持できるようにしていくことが大切なケアになります。

ポイント

◎ スマートフォンや携帯電話は、患者さんと家族をつなぐコミュニケーションツールである

◎ 紛失の予防と、患者さんの自律性との間で、倫理的葛藤が生じる

◎ 患者さんと家族とのつながりは、看護師のケアを通して維持することができる

（重野朋子）

引用文献
1)　デジタル庁：日本のデジタル度 2021. 2021.
　　https://cio.go.jp/sites/default/files/uploads/documents/digital/20211010_digital_degree_02.pdf（2023.6.1.アクセス）

参考文献
1)　竹之内沙弥香：終末期医療における倫理的課題. 田村恵子編, 終末期看護－エンド・オブ・ライフ・ケア-第2版, メヂカルフレンド社, 東京, 2021：64-68.

刃物（爪切り、ナイフ）の管理

　End of Lifeの患者さんが、爪切りやナイフなどの刃物を手元に置く場合は、安全性を考える必要があります。

　医療者が考えるべき危険性としては、せん妄によるルート類の切断や、自傷、自殺などがあります。患者さんが自分の持ち物を自分で管理したいと考えることと、患者さんの安全を守るために刃物を患者さんの周囲に置いておきたくないと考える医療者の間で、倫理的葛藤が生じます。

患者さん

自分で爪を切りたい、差し入れの果物の皮をむきたい。

せん妄によりルート類の切断や、自傷、自殺の危険がある。

看護師

■ 問題点と背景

　緩和ケアを受ける患者さんがせん妄を発症する割合は47%とされ[1]、End of Lifeになるとさらに増加します。

　患者さんがせん妄を起こした場合、点滴のルートを認識することができず、自分の行動を妨げる邪魔なものと認識し、身近にあるはさみや爪切りなどで切断してしまうことがあります。

　そのため医療者は、ルートの切断により患者さんの治療に支障が出ることや、患者さんが傷つくことを予防するため、刃物を患者さんの手元に置きたくないと考えます。

　しかし、患者さんにとってはさみや爪切り、ナイフなどの刃物は自律した日常生活を営むうえで必要なものです。危険防止のために医療者が刃物を管理することは患者さんの自尊心を損なうことにつながり、医療者との信頼関係を損なうという問題が生じることがあります。これは、自律尊重の原則と、善行・無危害の原則が対立し、葛藤が生じている状況と考えられます。

　がん患者さんの自殺は、診断後1年以内が高リスクとされています[2]が、End of Lifeにおける自殺の危険性も考える必要があります。緩和ケア病棟における自殺の誘因についての看護師の評価では、生きがいの喪失や身体症状のマネジメントが不十分だったことが挙げられている[3]ので、End of Lifeの患者さんの自殺についても考えていく必要があります。

■ ケアと考えかた

①せん妄による危険の防止

　まず行うべきことは、せん妄を予防することです。せん妄の徴候を早期にとらえて原

因の探索・治療、薬剤調整、環境整備を行います。End of Lifeの患者さんはせん妄の発症率が高いため、刃物を患者さんの手元に置かないことが一番の安全策になります。

　患者さんの尊厳を損なわずに刃物を預かるには、病棟の決まりとして、入院時に刃物の持ち込みを禁止するなど、患者さん自身の問題ではなく、施設側の決まりとすることなどが考えられます。

　しかし、刃物の持ち込みを制限する場合には、刃物が手元にないことで患者さんに不便がないよう、看護師が日々患者さんの生活に目を向ける必要があります。

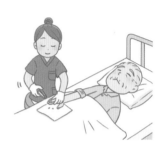

　例えば、爪は伸びていないか、薬袋を開けることができるか、差し入れの果物の皮をむく必要がないかなどに留意する必要があります。看護師は、患者さんの希望を聞きながら爪切りをしたり、薬袋をあらかじめ開けて患者さんに渡すなどのケアをさりげなく行うことが大切です。

②刃物による自殺の危険性に対処する

　自殺の危険性に対処するためには、患者さんを自殺に向かわせる誘因に対応することが必要になります。抑うつなどの精神症状の有無を日々観察することが大切です。

　また、緩和ケア病棟における自殺の誘因として挙げられている、生きがいの喪失や身体症状のマネジメントにも注意することが必要です。患者さんと日々対話を重ねながら患者さんの価値観を理解し、今できることに目を向けてケアをしていきます。

　そして、大切なことは、身体症状を可能な限り軽減することです。軽減が困難な症状に対しては、早めに専門家に相談することも重要になります。

ポイント

◎ 患者さんの自律性や自尊心を損なうことなく、刃物による危険を防止する

◎ せん妄を見逃さず、早期に対応する

◎ 刃物によるルートの切断や、自傷・自殺の危険性を考えて対処する

（重野朋子）

引用文献

1）Inouye SK, Westendorp RGJ, Saczynski JS. Delirium in elderly people. *Lancet* 2014; 383 (9920): 911-922.
2）Yamauchi T, Inagaki M, Yonemoto N, et al. Death by suicide and other externally caused injuries following a cancer diagnosis: the Japan Public Health Center-based Prospective Study. *Psychooncology* 2014; 23 (9): 1034-1041.
3）上村恵一：がん患者における自殺. 心身医学 2016；56（8）：789-795.

迷っている・否認している間の急変

ケース1 迷っている間に急変してしまった

> 他県の母のもとに帰りたいが、自分のことが自分で
> できるうちは、ここで暮らしたい。

患者さん

患者さんの情報

50歳、男性。直腸がんが手術後に再発。1人暮らしで、母は他県に在住。

がん薬物療法を実施していましたが、多発肺転移と仙骨転移を認め、疼痛緩和を目的として仙骨に放射線治療を行いました。効果が期待できるがん薬物療法がないことから、今後は苦痛症状の緩和を主体にした治療を行うべきとの方針が、医師から説明されました。

なお、余命やADLなど予後については不確かで、安易に伝えることで精神的な負担を与えるのは控えたいとの医師の考えもあり、伝えませんでした。

医師の説明の後、患者さんの思いを外来看護師が確認すると、患者さんは、「がんの進行を抑える治療がない状況は理解できました。他県の母のもとに帰りたいと考えていますが、自分のことが自分でできるうちは、この地にとどまり暮らしたい」と穏やかな表情で答えました。

その思いを聞いた看護師は、がんが進行しADLが低下した場合、他県へ移動することが難しくなり、実家に帰る機会をなくしてしまうのではないかと感じましたが、医師に患者さんの思いを伝えられずにいました。

その矢先に、患者さんは脳転移による意識障害を認め、緊急入院しました。

問題点と背景

患者さんが「がんの進行を抑える治療がない状況は理解できました」と答えていることから、治療が難しい状況の理解や納得もできていると考えられます。そして、「母のもとに帰りたい」「自分のことが自分でできるうちはこの地にとどまり暮らしたい」との希望が表出されています。この希望を叶えるためには、患者さんが、「自分のことが自分でできる見込みがどのくらいあるか」という、医学的な情報を知る必要があります。

この情報を知ることは、医師が懸念するように、患者さんにとって精神的な負担となり、害となることも考えられます。しかし、患者さんは医師の説明の後も穏やかな表情で話していたことから、受け止めることが可能な精神状態であった可能性があります。このケースでは、そのタイミングをなくしてしまったことが問題としてとらえられるでしょう。

■ ケアと考えかた

患者さんの希望や価値観を確認する

患者さんが「母のもとに帰りたい」「自分のことが自分でできるうちはこの地にとどまり暮らしたい」との希望を表出した時点で、看護師から、医療のことだけではなく、患者さんの希望や価値観などについて尋ねます。医療者として、これからの生活について整理し、一緒に考えていきたいということを伝えましょう。これにより、患者さんにとって母のもとに帰ることがどのくらい大切なのかを教えてもらうことができ、その時期を考えるために、どんな情報が必要かを考えることができます。

また、患者さんから教えてもらった情報を医師とも共有し、患者さんと医師が話し合う場面を調整するとよいでしょう。

> **ケース2**　**否認している間に具合が悪くなった**

> 子どもたちのために、1日でも長く生きたい。

患者さん

患者さんの情報

40歳、女性。胃がんが手術後に再発し腹膜播種を認め、腹水貯留と下肢浮腫によるADL低下のため、緊急入院。夫と子ども2人と4人暮らし。

医師からは、がん薬物療法の治療効果が期待できる状況ではないことから、在宅療養や緩和ケア病棟への転院が提案されました。しかし、患者さんは、「がん治療を受けたいです。子どもたちのために1日でも長く生きなくてはならないのです。」と答えました。

その後、訪室するたびに患者さんは、「いつごろからがん治療が受けられますか?」と質問してきました。担当看護師は、患者さんが理解できないままだと子どもと過ごすタイミングを失ってしまうと考え、「医師からも説明をしているように、がん薬物療法を行える状況ではなく、療養方法を考える時期です」と説明を繰り返しました。

そのうちに、患者さんは医師や看護師と会話をしなくなりました。次第に、傾眠やつじつまの合わない会話など、せん妄症状を認めるようになりました。

■ 問題点と背景

患者さんが、「1日でも長く生きなくてはならないのです」と答えていることから、現実として死が差し迫っている状況を理解できていることが推察されます。一方で、「がん治療を受けたいです」とも答えていることから、がん薬物療法の治療効果が期待でき

ない事実を、否認している状況がうかがえます。

　生への脅威に直面した患者さんは、ショック、怒り、否認など、特有の急性反応を示します。医療者は、これらの反応は経過とともに解消することもあり、次第に弱まっていくことを認識しておくことが重要であるといわれています（表1）。

　このケースでは、患者さんは否認という反応で心の安寧を得ていましたが、医師や看護師と話をするたびに厳しい現実を突きつけられて心が脅かされたために、話をしなくなってしまったと考えられます。

表1 死へのプロセスの3段階モデル

1. 初期段階	脅威との直面	混合した反応であり、人によって様相が異なる。その反応は、恐怖、心配、ショック、疑い、怒り、否認、罪悪感、ユーモア、希望・絶望、取引のうちのいくつかを、またはすべてを含む
2. 中期（慢性期）段階	病気の状態	①初期にみられた反応のうち、解消可能な要素は解消されている ②感情の激しい部分はすべてにおいて、弱まっている（"モノクロの状態"） ③抑うつが一般的にみられる
3. 最終段階	受容	①患者さんの死の受容によって定義される ②ただし、患者さんが苦痛に思っていない場合、普通にコミュニケーションを図っている場合、患者さんが正常に意思決定している場合は、必ずしもこの段階を通過しない

Buckman R原著, 恒藤暁監訳, 前野宏, 平井啓, 坂口幸弘訳：真実を伝える‐コミュニケーション技術と精神的援助の指針, 診断と治療社, 東京, 2000：34. より引用

■ ケアと考えかた

①心の安寧を保てるよう、苦痛緩和に努める

　患者さんの言動からは、否認により心の安寧を保てていることが推測されるため、このケースでは、強引に現状に向き合うための状況説明を行うのではなく、心の整理がつくような支援が必要であると考えます。

　具体的には、患者さんの気がかりや身体的な苦痛、および睡眠状況を確認して苦痛緩和に努め、今後のことを考えるための気力や体力が蓄えられるよう支援します。

　また、患者さんの否認が続く場合は、治療が必要な適応障害や抑うつ（p.192）などを疑い、医師と相談し緩和ケアチームの介入について検討するとよいでしょう。

②家族の面会を調整する

　この患者さんの「子どものために生きたい」という希望から、心の安寧には家族の存在が大切で、これからのことを考えるに当たり家族と相談する時間を求めていた可能性もあります。

　近年では新型コロナウイルス感染症などの感染対策として面会制限が設けられていますが、必要であると判断した場合は、家族や医師および感染対策チームと面会制限の緩和について相談することも解決策の1つとして考えます。

ポイント

◎ 患者さんの思いを確認し、感情の表出を促す

◎ 表出された言葉だけにとらわれず、表情や行動も観察し、患者さんの思いをくみ取る

◎ 患者さんの状況に応じて、考えや、気持ちの整理、身体症状の苦痛緩和につながる対応を行う

◎ 患者さんの思いを尊重した対応ができるよう、患者さん・家族と多職種間で連携する

（井上さよ子）

コラム

多職種との連携
～ End of Life における心理士の役割

心理士の役割は、その依頼に応じて柔軟に形づくられます。

例えば、がんの診断時や再発・転移が判明したときや、がん薬物療法の中止時など、「バッドニュースが告げられた後」のフォローや、罹患に伴うさまざまな喪失、悲嘆に対するグリーフケアなどの依頼時には、患者さん・家族に直接会うことが多いです。

また、コンサルテーションやカンファレンスの場に参加し、外来や病棟で抱える「対応の難しい状況」へのサポートや、時には疲弊するスタッフのケアといった、後方支援役を担うこともあります。

いずれの場合も、治療やケアの合間を縫って面談の時間・場を設定できるよう、柔軟な対応を行っています。

End of Lifeの時期には、「いのち」「喪失」「これまでとこれから」「意味・意義」「複雑な家族関係の修復」など、簡単には答えの見つからないテーマや、葛藤に向き合う場に直面することがあります。

心理士が「聴き手」となることで、患者さん・家族は、これまでの支えや、幾多の試練を乗り越えてきた自身の力を再確認し、そうした自分を肯定的にとらえることができるかもしれません。

一方で、身体や心のエネルギーが減っていくこの時期には、患者さんが「自分が大切にされている」と感じられるよう、ケアのアイデアをともに考えることも多いです。

心理士はさまざまな相手の「語り」に五感を澄まし、ていねいに読み解きつつ、多職種チームでのかかわりに活かせるようアセスメントや見立てを共有しています。患者－家族－医療スタッフ間を「つなぐ」役割を担えるよう、また、スタッフの「困ったとき」に気軽に声をかけてもらえる相手となれるよう、日ごろからのコミュニケーションを大切にしています。

（栗原幸江）

PART

3

場面別

場面に応じた End of Lifeケア

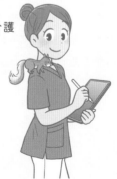

1

End of Lifeにおける
家族ケア

家族ケアのタイミングと内容

　End of Lifeでは、死が近づくにつれて全身倦怠感や疼痛、食欲不振などさまざまな症状が高頻度で出現し、ADLが低下していきます（p.9、10）。患者さんの家族は、患者さん自身の変化に直面し、患者さんの安寧のために奮闘したり、介護に没頭し疲れ果てたり、患者さんの死を意識して苦悩するなどの体験をしている[1]といわれています。

　このようなことから、End of Lifeにある患者さんを抱える家族は、患者さんを支える立場でもあり、患者さんとともにケアを受ける立場でもあるといえます。

　家族にとって、患者さんが安楽に過ごせるよう苦痛症状を緩和するための知識や、介護負担を軽減できる情報は必要です。しかし、End of Lifeへの移行時期では、現状を受け入れることが難しい家族もおり、一方的な情報提供はかえって混乱させてしまいます。

　そのため、家族の状況を把握し情緒的な支援を行いながら、患者さんの変化やニーズに応じた情報を、理解しやすいように提供していくことが求められます。

　家族にとって、大切な人の死は受け入れがたいものです。しかし、「患者さんの意思や希望を優先する」ことができたときには、達成感や満足感が得られるといわれています[1]。家族が患者さんに十分にかかわることができたと感じられるように、患者さん自身の希望や価値観を理解したうえで、患者さんにとっての最善は何かを、家族と考え実践していくことも重要です。

　ここでは、End of Lifeの家族ケアを、亡くなる1〜2か月前、1週間前、数日前に分けて解説します。

■ 亡くなる1〜2か月前の家族ケア

　患者さんの病状の悪化を受け止められない家族もいるため、一度に多くの情報を提供すると、さらに混乱を招くことがあります。まずは、家族の不安な気持ちに寄り添い、患者さんの症状マネジメントや、介護に必要な情報をニーズに応じて提供し、今後の生活がイメージできるようにします。

①家族の状況を把握する

　家族のなかで、それぞれ思いや認識が異なることもあります。その際は、家族間で十分に話し合う機会をつくってもらうように促していきます。また、必要に応じて医師に病状の説明を依頼しましょう。

　経済的な問題（p.68）は、社会資源の活用や療養場所の選択にも影響します。必要時にはMSW（medical social worker；医療ソーシャルワーカー）などの専門職種と連携しましょう。

まだ、あきらめたくない。
他に治療方法は？

家族

少しでも楽に過ごせるように
してもらいたい。

患者さん

ポイント

◎ 病状や治療に関する患者さんや家族の認識を確認する

◎ 家族構成、サポート力、家族間で情報共有されているかを確認する

◎ 家族の社会・経済的な問題を把握する

②不安や予期悲嘆など感情の表出を促す

　気持ちは揺れ動いて当然であることを伝え、共感的な態度で傾聴することが大切です。困りごとに対して一緒に考えていくことを伝えることも、家族の安心感につながります。

不安なことばかり
混乱

何を聞いてよいか
わからない。

何だったら
食べられる？

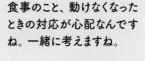

食事のこと、動けなくなった
ときの対応が心配なんです
ね。一緒に考えますね。

この先、動けなくなった
らどうしよう……。

最近ずっと元気がない。
どうしたらいいの？

家族

看護師

ポイント

◎ 気がかりや困りごとの内容を明らかにする

◎ 家族の揺れ動く気持ちをありのまま受け止める

PART3 場面別

57

③患者さんの苦痛症状出現時に家族ができる対応を伝える

　家族は、患者さんが安寧に過ごせることを願っています。痛みがあれば、鎮痛薬の使用方法、副作用対策に加え、温罨法やマッサージなど、家族ができるケアについて伝えます。

　また、家族は患者さんの症状の変化に対し、すでに食事内容を工夫するなどの取り組みをしていることがあります。会話のなかでみつけた家族の取り組みは認めて、家族が自信をもって患者さんのケアを継続できるようねぎらいます。

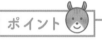

痛み止めが効いてくるまで、蒸しタオルで温めてみるとよいかもしれません。

○○さんのためにたくさん工夫されていますね。

看護師

どうしたらいいのかと不安でしたが、ホッとしました。がんばれそうです。

家族

ポイント

◎ 苦痛症状の要因や対応について説明し、家族ができることを一緒に考える

◎ 症状ごとの対応はPART5（p.149）参照

④利用可能なサービスや資源、療養の場に関する情報を提供する

　家族が語る困りごとを意識して、サービスがどのように役立つのかを伝えられるとよりイメージをもちやすくなります。

　家族は介護で心身ともに疲労しているため、レスパイト入院についても伝えましょう。

介護保険でリクライニング式のベッドがあれば、今より楽に起きられるかもしれませんね。

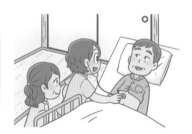

ポイント

◎ 介護保険の申請方法・利用できるサービスの内容を伝える

◎ 訪問看護・訪問診療による支援内容を伝える

◎ 緩和ケア病棟（p.88）・入所できる施設（p.95）などについて伝える

◎ 介護休暇を取る時期などについて確認する

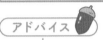

アドバイス

　「緩和ケア普及のための地域プロジェクト」が作成した「これからの過ごし方について」（p.123）など、**看取りのパンフレットの活用**は、家族が先の見通しや心構えを獲得し、症状を理解して対応できるようにするために有用です[2]。

　一方で、この先起こりうる症状や体験を知ることが家族にとって不安につながることもあります。資料を渡すだけでなく、十分にコミュニケーションをとることに注意して運用することが重要[3]です。

⑤療養場所や看取りの場所・もしものときの対応に関する家族の意向を確認する

　患者さん自身が自宅で療養を希望しても、介護に不安があるため家族が受け入れられないケースもあります。④に記載したサービスなどを説明し、家族がそれらの情報を考慮したうえで意思決定できるようにします。

ポイント

◎ 患者さんの希望や価値観を家族と共有したうえで、家族の思いを確認する

⑥家族が困ったときに相談できる窓口を説明する

　相談窓口を紹介します。すでに訪問看護師やケアマネジャーなどの支援を受けている場合はその担当者が、通院であれば、その診療科の看護師が窓口となり対応することもあります。

　がんの場合は、地域のがん拠点病院にあるがん相談支援センターにも相談できます。相談窓口を伝える際には、連絡先が記載されたカードなどを添えられるとよいでしょう。

■ 亡くなる1週間前の家族ケア

　家族は、患者さんの変化に一喜一憂することも多く、予期悲嘆や介護疲れなどにより、心身ともに疲労しています。家族をねぎらい、患者さんの症状を説明して、最後まで寄り添えるよう支援します。

①患者さんの苦痛に対して取り組んでいることを説明する

　入院している場合は、現在行っている治療やケアの内容、入院している様子について伝えましょう。家族は患者さんのために最善を尽くしてほしいと願っています。

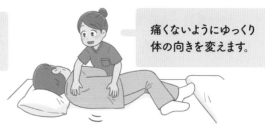

つらい症状は医療チームで対応します。

痛くないようにゆっくり体の向きを変えます。

②家族をねぎらい、休息がとれるように配慮する

　家族が休息をとることも大切です。患者さんが休んでいる間は、家族も休息をとるように伝えましょう。

③患者さんの症状とその対応を説明する

　せん妄（p.195）出現時は、家族はどう接してよいかわからず不安になります。せん妄は、身体の機能が低下して起こるもので、自然の経過であることを伝えましょう。看護師が落ち着いて、普段のようにやさしいトーンで患者さんに声をかけることで、家族も安心して患者さんにかかわることができます。

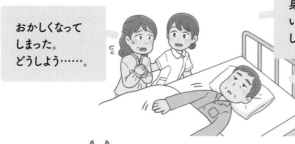

おかしくなってしまった。どうしよう……。

身体の機能が低下していて脳が寝ている状態なんです。眉間のしわもないし、つらさはないと思います。

○○さん、おはようございます。ご家族がいらしてますよ。

> **ポイント**
>
> ◎ 食事摂取が困難：水分はむせやすくなることを伝え、無理に摂取せず、アイスやゼリーなどでもよいことを伝える
>
> ◎ 口渇：氷を含ませる、口を拭うことなどを提案する
>
> ◎ 皮膚の乾燥：保湿することを伝え、自分で動くことが困難な際は、同一部位が圧迫されないような安楽な体位について説明する
>
> ◎ 意識障害・傾眠：自然の経過であり、眠ることで体力を維持していることを伝える

④家族が患者さんに寄り添えるように支援する

　入院している場合は、モニター・輸液ポンプなどの機器やルート類を整理し、家族が安全に付き添えるように配慮します。

タッチングや手足のマッサージなど、家族ができるケアを伝えましょう。あわせて、家族がそばにいることや会話の声自体が、患者さんの安心につながることも説明しましょう。

■ 亡くなる数日前の家族ケア

①患者さんの変化を一緒に確認し、看取りが近いことを伝える

肩呼吸や努力呼吸がみられますが、直接本人の苦しみにはつながらないことを説明します。また、嚥下が困難になるため、口渇がある場合は小さい氷片を含ませることや、口を拭くことで爽快感を得られることを伝えましょう。

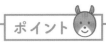

◎ 今の患者さんの状態について説明し、死に向かう自然の経過であることを伝える

②家族が患者さんに寄り添えるよう支援する

最期に過ごす場所が病院である場合、家族が亡くなる場面に立ち会えないこともあります。最期のときにそばにいることをゴールとせず、患者さんの看取りの過程に十分にかかわれるよう支援することが重要です。

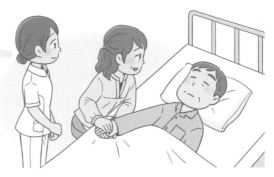

ご家族の存在は、とても○○さんの力になっていると思います。

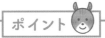

◎ 呼びかけに反応できなくなっても声は届いていること、話しかけてよいことを伝える

（坂本理恵）

引用文献
1）柴田純子, 佐藤まゆみ, 増島麻里子, 他：日本における終末期がん患者を抱える家族員の体験. 千葉看護学会誌 2011；16（2）：19-26.
2）大谷弘行：エビデンスに基づいた看取りのケア – 看取りの支援小冊子の紹介. 臨牀看護 2010；36（14）：1869-1881.
3）山本亮, 大谷弘行, 松尾直樹, 他：看取りの時期が近づいた患者の家族への説明に用いる『看取りのパンフレット』の有用性 – 多施設研究. Palliative Care Research 2012；7（2）：192-201.

参考文献
1）木澤義之, 山本亮, 浜野淳編：いのちの終わりにどうかかわるか. 医学書院, 東京, 2017.
2）長江弘子編：看護実践にいかすエンド・オブ・ライフケア 第2版. 日本看護協会出版会, 東京, 2018.

家族ケアでよく出合う問題

食べられなくなった時期に、家族から「食べさせてほしい」

　End of Lifeで患者さんが食事を摂れなくなってきたときに、家族から「食べないと弱ってしまう。何とか食べさせてほしい」「口から摂取できないのであれば、点滴をしてほしい」と言われることがあります。

　こうした場合、家族がどのような思いからこうした要望をもつのかを考えていきましょう。

■ 要望の背景

①「食べないと弱ってしまう。何とか食べさせてほしい」と言う場合

　「人は食べられなければ、弱ってしまう。口から食べられなくなったら終わりだ」と考えている人は多いです。したがって、元気になってほしいという願いを込めて、「食べさせてほしい」と希望しているのでしょう。食べられなくなることで大切な家族が亡くなってしまうのではないか、と考えていると思われます。

　また、最期が近いと感じた家族は、せめて患者さんが食べたがっていたものを食べさせてやりたい、という思いを込めて「食べさせてほしい」と訴えることもあります。

②「口から摂取できないのであれば、点滴をしてほしい」と言う場合

　食べられない患者さんに対して「せめて何かできることはないか」と考え、輸液を希望しています。点滴を施行することが患者さんに害を及ぼすと伝えても、「点滴がなぜダメなのか。餓死するのではないか」と言われることもあるかもしれません。

■ ケアと考えかた

①食べられない原因をアセスメントし、家族に説明する

　まずは、今の食べられない原因をしっかりアセスメントする必要があります。そのうえで、家族には、患者さん自身も食事摂取ができないことをつらく感じている状態であることを説明し、理解を得ることも大切です。

　End of Lifeにおける食欲不振（p.173）の主な原因を、表1にまとめました。

表1 食欲不振の主な原因

がんによる症状	がん悪液質 (p.181)
身体症状	痛み (p.150)、呼吸困難 (p.164)、嚥下障害、胃腸障害
口腔内関連	味覚障害、口腔内乾燥
代謝異常	電解質異常、肝不全 (p.133)、腎不全 (p.129)
精神症状	不安・抑うつ (p.192)、せん妄 (p.195)

> がん悪液質の状態であれば、食事を摂取してもエネルギーになりません。また、輸液も浮腫の増加や胸水、腹水の貯留につながります。これらを家族にていねいに説明しましょう。

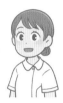

アセスメントをていねいに行ったうえで、病状の進行によるものであれば、食事摂取が進まないことは自然な経過であることを説明しましょう。

②患者さん自身に思いを聞く

患者さん自身が現在の状況をどのように感じているのか聞きます。今の状態で「少しでも食べたい」という気持ちなのか、「食べたくない」という気持ちなのか、「食べる」ということに対してどのように感じているのか、率直に話してもらいましょう。

その結果、「食べたいけれど、何かが妨げになって食べられない」という状況であれば、原因を考え、ケアで軽減できることがないか探索しましょう（図1）。原因を考える際には、主治医も交えて、ディスカッションを重ねましょう。

図1 食べることへの妨げを軽減するケアの例

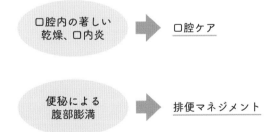

家族への説明方法

患者さんが食べられない原因をアセスメントし、患者さん本人の思いを聞くことができたら、これらを家族にわかりやすく説明します（図2）。

図2 患者さんの状態と家族への説明の例

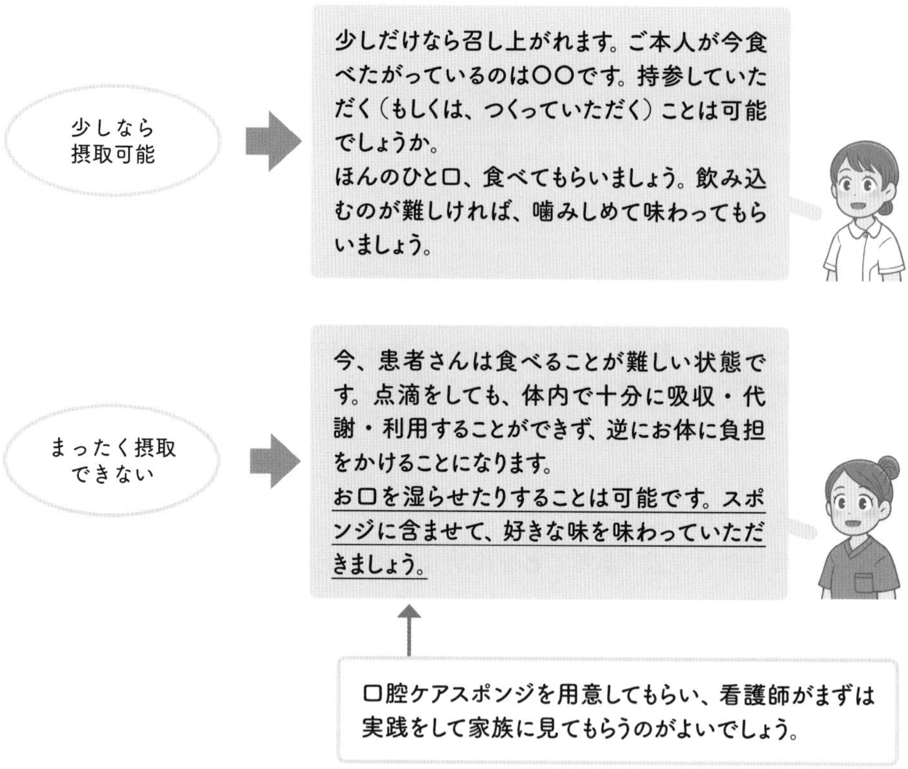

少しなら摂取可能　→　少しだけなら召し上がれます。ご本人が今食べたがっているのは〇〇です。持参していただく（もしくは、つくっていただく）ことは可能でしょうか。
ほんのひと口、食べてもらいましょう。飲み込むのが難しければ、噛みしめて味わってもらいましょう。

まったく摂取できない　→　今、患者さんは食べることが難しい状態です。点滴をしても、体内で十分に吸収・代謝・利用することができず、逆にお体に負担をかけることになります。
お口を湿らせたりすることは可能です。スポンジに含ませて、好きな味を味わっていただきましょう。

口腔ケアスポンジを用意してもらい、看護師がまずは実践をして家族に見てもらうのがよいでしょう。

　大切なのは、家族の思いに配慮することです。食べるということを通して「食卓を囲む」、患者さんが元気だったころの一家団欒をライフレビューしているのかもしれません。大切な家族とのお別れが近づいていることへの悲しみの表出とも考えられます。

　家族の「食べてほしい」という訴えの根底は何なのか、家族の心情に配慮し、気持ちを吐露できるような場づくりも実践していきましょう。

（岡山幸子、大西アイ子）

参考文献
1）　日本緩和医療学会 ガイドライン統括委員会編：がん患者の消化器症状の緩和に関するガイドライン 2017年版. 金原出版, 東京, 2017.

家族関係が複雑

「家族」とは、とても身近な存在であり、誰しも一度は、家族について悩み、考えた経験があると思います。

では、家族とは、誰を指しているのでしょうか。夫婦、親子、きょうだいなど、基本的には少数の近親者を主要な成員としています。しかし、現代においては家族のありかたが多様化し、婚姻関係にないパートナーなど、さまざまな形が家族として認知されています。

ここでは、家族をさまざまな視点から考えるため、Aさんのケースをみてみましょう。

場面1

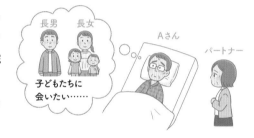

Aさん、68歳、男性。末期がんで緩和ケア病棟へ入院しました。

婚姻関係にないパートナーの女性と20年以上ともに暮らしていますが、前妻との間に長男と長女がいます（図1）。長男は前妻である母親と一緒に暮らしており、長女はすでに結婚して、夫と子どもと一緒に暮らしています。2人は、Aさんの病状が悪化したことで面会を希望しました。ところが、パートナーの女性がそれを拒否しました。じつは、Aさんの入院費用は本人だけでは賄えず、パートナーの女性が不足分を補填していたのです。

図1　Aさんのジェノグラム（家族図）

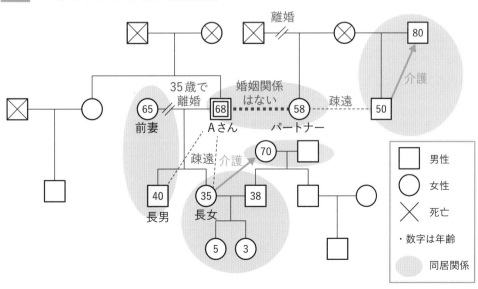

家族の範囲を考える

このようなケースの場合、支援者は、家族をどうとらえたらよいでしょうか。

現代家族の基本的性格としては、費用負担と責任を担う自助原則と、家族成員の情緒性を充足する愛情原則が規範として強調されています。こうした意味では、パートナーの女性は、Ａさんの家族といえるでしょう。

では、家族の範囲はどこまでなのでしょうか。家族境界とは、誰を自分の家族と見なすのかという概念ですが、個人の「家族認知」によって構成されているため、どこまでを自分の家族とするかは個人によって異なります。

一方、厚生労働省による『人生の最終段階における医療・ケアの決定プロセスに関するガイドライン』（2018年）においては、家族は「家族等」と記載され、法的な家族に限定せず、一緒に暮らしている人々や、本人が事実上家族のように遇している相手、さらには本人が自分の代弁者として指名した者も含んでいます。パートナーの女性は、この「家族等」に含まれていると考えられます。

しかし、民法と相続税法で考えると、パートナーの女性には婚姻関係がないため、Ａさんの法定相続人にはなれません。

このように、家族をどう定義するかは、社会学的、法律学的、心理学的など、立場によって変化するということです。家族への支援を行う者としては、判断の根拠を豊かにしておくことが必要です。

本人中心の意思決定を守りながら、家族を支援する

End of Lifeケアで注意したいのは、家族は、本人にとってよいと思ったことは、本人の意向にかかわりなく実行してしまうことがあるということです。清水は、本人に「長く生きていてほしい」と望むことが、ともすると本人のためというより、家族自身のためになってしまうことがある[1]と指摘しています。すると、家族が本人を保護しようとして抱え込む、本人の苦悩に対する閾値が低い、本人の克服する力を過小評価する[1]といったことが起こります。

こうした姿勢は、愛情によるものに違いないですが、いつまでも自分の支配のもとで幸せに生きることを求める愛といえます。本人中心の意思決定を守るためには、その意思を代弁することになる家族を理解し、適切に支援する必要があります。

さて、Ａさんのケースの続きをみてみましょう。

　　長男と長女がAさんとの面会を求めたとき、Aさんはすでに、面会を希望するか
どうかの意思表示が難しい段階にありました。
　　パートナーの女性にあらためて話を聞くと、
　「彼が子どもに会いたがっていたのはわかっています。でも、私が最も愛されて
いたという確証がほしかった。彼が死んだら、私はたった1人になってしまう
……」
　と、思いを吐露しました。
　　それを長男と長女に伝えたところ、彼女の心情に理解を示し、Aさんが愛用して
いたカメラなどを、相続後に譲渡することを約束しました。
　　その後、長男・長女との面会が実現され、Aさんはたくさんの家族に看取られな
がら旅立ちました。

　このような「家族関係が複雑」である場合には、ジェノグラム（p.65、図1）が活用
できます。できれば、3世代を含む親族全体を記入してください。

　家族は、身体的・社会的・情緒的機能という点で相互に依存し合っているため、一部
が変化すると、他の部分にも影響が波及します。このような、**家族内の相互作用と人間
関係は、際限なく入れ替わったり、パターンどおりに繰り返したりします。**

　こうしたパターンと反復は、ジェノグラムで予測することができます。Aさんのジェ
ノグラムを見ると、似たような現象が多世代間で起きていることがわかります。

　また、長女は子育てをしながら義母の介護を担っているため、さらに、父であるAさ
んの看病も担う場合は、役割が多くなりすぎて葛藤が起きていた可能性があります。

　そして、パートナーの女性に着目すると、Aさんを失うことで生じる孤独が、いかに
大きいかがわかります。

　このように、家族というのは一番身近な存在でありながらも、大変複雑で奥が深いも
のです。ここで家族を網羅的に説明する紙幅はありませんが、家族支援に興味をもった
ら、ぜひ、家族システム論や家族支援の方法について、今後も学んでいってください。

（小原由里）

PART 3　場面別

引用文献

1）　清水哲郎：医療・ケア従事者のための哲学・倫理学・死生学. 医学書院, 東京, 2022：230-231.

参考文献

1）　McGoldrick M, Gerson R, Sueli SP原著, 渋沢田鶴子監訳, 青木聡, 大西真美訳：ジェノグラム－家族のアセスメント
と介入. 金剛出版, 東京, 2018.
2）　厚生労働省：人生の最終段階における医療・ケアの決定プロセスに関するガイドライン. 2018.
https://www.mhlw.go.jp/file/04-Houdouhappyou-10802000-Iseikyoku-Shidouka/0000197701.pdf（2023.6.1.ア
クセス）
3）　山田昌弘：近代家族のゆくえ－家族と愛情のパラドックス. 新曜社, 1994.

経済問題

//

　End of Lifeにある患者さんをどう介護するか、どう看取るかを考えるとき、患者さん・家族の前に大きく立ちはだかり、療養方針を左右するものの1つに、経済的な問題があります。

　読者のみなさんの中には、患者さんや家族が「病院はお金がかかるから家に帰るしかない」「お金がないからサービスは受けられない」「この先どのくらいかかるかわからないから、今はお金を使いたくない」と話すのを聞いて、「使うなら今なのに」と思った経験がある人もいるのではないでしょうか。

　経済問題について、よく聞かれることの例には、以下のようなものがあります。

・今まで治療にお金をかけたため、これ以上は使えない

・子どもや残される人にお金を残したい

・お金がないので退院後は自宅に戻るしかない

・お金がないのでサービスが使えない

・お金がないので入院できない

・サービス利用したものの、お金がなくて料金を支払えない

> 経済状況により、患者さん・家族が想像していた療養とは異なる状況が生まれる場合があります。

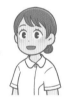

利用できる制度

　経済問題を考えるうえで助けになるものとして、表1のような制度があります。

表1 利用できる制度の例

健康保険限度額適用認定証	● 保険証とあわせて医療機関等に提示すると、1か月（1日から月末まで）の支払いが自己負担限度額までとなる ● 食費や差額ベッド代など保険対象外の費用がある
特定医療費（指定難病）受給者証	● 指定難病に係る医療費等の助成が受けられる ● 助成対象となる範囲や所得による自己負担上限額が定められている
心身障害者医療費助成制度／重度心身障害者医療費助成制度（通称マル障）	● 障害者手帳を取得している人の医療費等が助成される ● 障害者手帳をもっている人全員が受けられるわけではなく、市区町村によって対象範囲が異なる
介護保険負担限度額認定証	● 所得に応じ、介護保険施設の居住費や食費が軽減される

※この他に、市町村独自の医療費助成制度もある

ただし、それぞれ適用条件があり、利用できない場合もあります。また、制度を利用したとしても、経済的な問題は簡単に解決できない場合が多く、命にかかわることさえあります。

　そのため、患者さん・家族やケアマネジャー、サービス事業者と、限られた資源のなかでどう工夫するかを検討する必要があります。「〇〇より△△のほうが安く済む」と比較するなど、具体的に検討し、優先順位を考えながら療養環境を整えているのが実情です。

■ 患者さん・家族に合ったサポート体制を構築する

　優先順位を考えるうえで大切なのは、患者さん・家族の生活歴や価値観です。最善と思って提案したことでも拒否される場合があり、患者さん・家族の希望に沿わなければ利用に至りません。患者さん・家族が今まで何を大切にしてきたのか、今後どう過ごしたいのかを聞きながら、利用できる制度やサービスをすり合わせていきます。

　患者さん自身で金銭管理することが難しい場合などは、手続きが進まない場合があります。日常生活自立支援事業（表2）や成年後見制度（表3）などがありますが、すべてをカバーしているわけではありません。インフォーマルサービスを検討したり、行政に相談したりしながら、サポート体制を構築していきます。

表2　日常生活自立支援事業

> 認知症高齢者、知的障害者、精神障害者等のうち判断能力が不十分な方が地域において自立した生活が送れるよう、利用者との契約に基づき、福祉サービスの利用援助等を行うもの。
> 実施主体は都道府県・指定都市社会福祉協議会（窓口業務等は市町村の社会福祉協議会等で実施）。

厚生労働省：日常生活自立支援事業. より引用
https://www.mhlw.go.jp/stf/seisakunitsuite/bunya/hukushi_kaigo/seikatsuhogo/chiiki-fukusi-yougo/index.html（2023.6.1.アクセス）

表3　成年後見制度

> 認知症、知的障害、精神障害などの理由でひとりで決めることが心配な方々は、財産管理（不動産や預貯金などの管理、遺産分割協議などの相続手続など）や身上保護（介護・福祉サービスの利用契約や施設入所・入院の契約締結、履行状況の確認など）などの法律行為をひとりで行うのがむずかしい場合があります。このような、ひとりで決めることに不安のある方々を法的に保護し、支援するのが成年後見制度です。

厚生労働省：成年後見制度とは（ご本人・家族・地域のみなさまへ）. より引用
https://guardianship.mhlw.go.jp/personal/（2023.6.1.アクセス）

■ できることがない場合もある

　それでも「これ以上できることはない」という状況に直面することもあります。手立てがなく見守るしかない状況に無力感を抱くこともありますが、状況が変わったときにすぐ対処できるよう、将来を見据え準備しておくことが肝要です。

　また、関係者間で情報や気持ちを共有することで、支援者自身が支えられます。

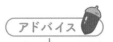
アドバイス

　　患者さんや家族からよく聞かれる質問として、「亡くなったら銀行口座は凍結されるのか？」というものがあります。

　　銀行に亡くなったことを知らせると口座は凍結され、「亡くなった日の残高＝故人の財産」として扱われます。亡くなる直前にまとまったお金をおろす人もいますが、何に利用したか問われる場合がありますので、領収書をとっておくなどして説明できるようにしておくことをおすすめします。

　　現在は遺産分割前に相続預金が払い戻しできる制度がありますので、銀行に相談してみてください。

　　また、現在はネットバンキングやネット通販を利用している人が多く、年会費などを自動引き落としにしている人もいます。クレジットカードの利用明細はwebサイトでの確認が推奨されているため、何に対しいくら引き落とされているか確認しづらく、パスワードやアカウントがわからないと中止や終了手続きが滞ることがあります。一度、ご自身が利用しているサービスを確認することをおすすめします。

（吉松知恵）

スピリチュアルケア

スピリチュアルペインとは

　スピリチュアルやスピリチュアリティは明確に定められた概念ではなく、その意味する内容は多岐に渡っています。スピリチュアリティは、**人の存在の土台や生きるよりどころにかかわるもの**であるため、死が差し迫ったときや死を意識するとき、苦悩が生まれます。

　End of Lifeにある患者さんは、身体症状の悪化や、身体機能の低下、日常生活の制約の増大、他者への依存の増大などを体験します。

　その結果として、**自己の価値観の再吟味**や、**生のありかたを深めること**を求められ、苦悩が生じます。このような苦悩をスピリチュアルペインと呼んでいます。

　スピリチュアリティにはさまざまな意味が与えられていることから、スピリチュアルペインについての考えかたもさまざまです。

　トータルペインの概念を提唱したソンダースは、スピリチュアルペインの本質について以下のように述べ、そのケアの必要性について言及しています。

> 人は身近に死を感じるようになると、最も大切なことを始めなくてはという思いになるし、真実なもの、価値のあるものを求めるようになる。また、不可能なこと、無価値なことを見分ける感覚が出てくる。不条理な人生に深い怒りをもち、過ぎ去った多くのことに後悔し、深刻な虚無感にとらわれる。ここにスピリチュアルペインの本質がある[1]

　看護師は、常に、患者さんが全人的な存在、つまり、身体的、精神的、社会的、スピリチュアルな存在であることをふまえケアしていく必要があります。すなわち、身体的、精神的、社会的な側面と同様に、**スピリチュアルな側面での安寧（spiritual well-being）が保たれているかに注目することが重要です。**

スピリチュアルペインのアセスメント

　スピリチュアルペインへの看護介入の方法やアウトカムについては、確立したものはなく、研究が重ねられています。日本でスピリチュアルペインの評価法として開発されたものが、Spiritual Pain Assessment Sheet（SpiPas）[2]です。

　SpiPasでは、終末期がん患者さんのスピリチュアルペインを、村田の「自己の存在と意味の消滅から生じる苦痛」[3]と定義し、スピリチュアルペインは死の接近によって人間の存在構造の本質的な要素を喪失すること（関係性の喪失、自律性の喪失、将来の喪失）で引き起こされる、という概念枠組みを適用しています（図1）。

　SpiPasは、患者さんのスピリチュアルの状態についてスクリーニングを行い、特定の次元（関係性・自律性・時間性）において現れるスピリチュアルペインをアセスメントし、個々の患者さんが抱えるスピリチュアルペインへのケアを導き出します（図2）。

図1　スピリチュアルペインの構造

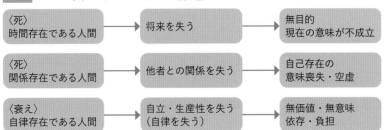

村田久行：終末期がん患者のスピリチュアルペインとそのケア：アセスメントとケアのための概念的枠組みの構築．緩和医療学 2003：5（2）：162．より転載

図2　Spiritual Pain Assessment Sheet（SpiPas）

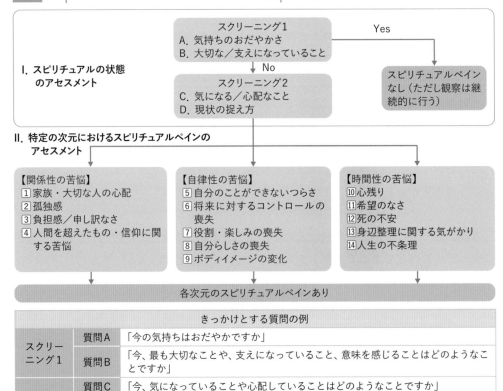

田村恵子，河正子，森田達也編：看護に活かすスピリチュアルケアの手引き 第2版．青海社，東京，2017：145-146．より転載

スピリチュアルケアの実際

スピリチュアルケアは、終末期がん患者さんのスピリチュアルケアに関する文献レビュー[4, 5]を行った結果より、以下のような「全般的ケア」と、「個別のケア」とに分けられます。

全般的ケアの定義：スピリチュアルペインに対するケアの基盤となるもの

〈具体的な内容〉
・信頼関係を構築する
・生きる意味、心の穏やかさ、尊厳を強めるケアを行う
・現実を把握することをサポートする
・情緒的サポートを行う
・置かれた状況や自己に対する認知の変容を促す
・ソーシャルサポートを強化する
・くつろげる環境や方法を提供する
・医療チームをコーディネートする

■ スピリチュアルペインが表出できるような関係性を構築

深い苦悩を抱えているように見える患者さんがいるとき、その人に対して、単に「スピリチュアルペインはありませんか」と尋ねても、患者さんは何も答えようとはしないでしょう。まずは、**身体症状や精神症状としての苦痛が緩和され、患者さんのニーズに沿って生活しやすいように、日常のケアを適切にていねいに行うことが大切です。**

そのようなケアの積み重ねにより、患者さんに「自分は関心をもたれている、尊重されている」という意識が生まれ、信頼関係が築かれていきます。

看護師がスピリチュアルケアを実践するには、普段から基盤となる「全般的ケア」を念頭に置いて、まずは、患者さんとのよりよい関係性を構築することが重要です。

そして、傾聴、共感、沈黙、ともにいるなどの基本的コミュニケーションを用いて、患者さんが直面している苦しい現実や、そのために生じる否定的な感情を表出できるように援助していきます。

■ スピリチュアルな側面に関心を向けた日常生活援助

入院時の問診からSpiPasのような体系立ったアセスメント方法を用いることや、日常のケアの場面で、患者さんの語る言葉や行動を通して、その人のよりどころとなっていることへの理解を深め、スピリチュアルの状態を注意深くアセスメントしていくことが大切です。

患者さんが「どのように今の時間を過ごしているのか」ということに着目し、「生活

において、今どのようなことを大切にしたいか」をポイントにしていきます。

特に、「迷惑をかけてつらい」という負担感は、End of Lifeの患者さんの多くが経験する苦悩であり、QOLに大きな影響を与えます。日常生活で負担を感じさせないように、何気なく身のまわりを整えたり、時間を見計らって訪室するなど、「してもらっている」という負担感を減らすケアの工夫は、スピリチュアルケアにつながる援助のありかたとしてとても重要です。

■ 患者さんに関心を寄せ、思いをわかろうとする姿勢

患者さんのスピリチュアルなニーズに気づくこと、そして、患者さんに関心を寄せて、そこに居合わせること（presence）が大切です。

看護師自身がいかにじょうずに話すかではなく、患者さんが「自分の気持ちをわかってもらえた」と思えることを目的とした姿勢でかかわります。

また、患者さんの言葉に対しては、共感的、かつ支持的に接しましょう。批判や解釈はせず、あるがままを受け止め、つらい感情に応答することを心がけます。

聴き手である看護師は、患者さんの語りに伴う怒りや悲しみなどの感情を聴き、それらの感情を受け取ることを通して、患者さんが「自分の言葉が受け止めてもらえた」と感じられることが大切です。このような姿勢は、それを間近に意識し、究極の孤独のなかにある患者さんにとって、「あなたは決して1人ではない」というメッセージとしてのケアとなり得ます。

■ スピリチュアルケアの目標

スピリチュアルペインの重要な点は、患者さんの問いかけが、相手（看護師）に答えを求めて発せられるのではないというところにあります。スピリチュアルペインは、他者が答えを与えることで解決するものではなく、その苦しみの意味をその人自身が見いだすことで、はじめてその人にとって真実となるのです。

なぜなら、スピリチュアルペインは、まさに、その人自身の主観的領域の核である「価値観」に向き合う痛みだからです。

まわりの評価や世間の価値観とは異なり、死を前にしたその人自身の価値観が問われる苦しみであるということを、看護師は十分に心得てケアに当たる必要があります。

患者さんが穏やかな状態、納得のできる状態を、ケア提供者も一緒に見つけていくことが、スピリチュアルケアの1つの目標です。完全に穏やかな状態にはなれなくても、「苦悩をもちつつも生きていける」、すなわち、本人がその人なりに生きていけると思える状態に到達できればよいと考えられます。

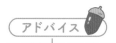
アドバイス

　人間存在そのものへの問いかけや、スピリチュアルな側面での苦悩をもつ人への
かかわりは、一方的な解釈や答えを与えることでも、励ますことでもありません。
その苦しみを、悲しみとして、あるいは怒りとして、個々に表出されるその人を、
ありのままに、それでよいのだと受け入れることから始まるといえます。同時に、
その人の背景にある苦しみに寄り添いたいという思いで、ともにあり続けることが
大切です。

　スピリチュアルケアという、人間存在そのものへの問いかけとしての苦しみをも
つ人へのケアにおいては、「私」自身が1人の人間として問われることを体験しま
す。自分の限界も認めつつも、苦しみのなかにある患者さんとともにあり続ける存
在として、「私」自身のありようにも意識を向けていくことが大切です。

（前滝栄子）

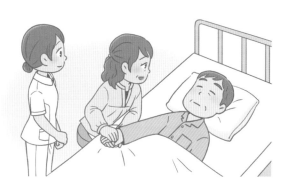

PART 3　場面別

引用文献

1）Saunders C. Hospice Future. Morgan JD（eds），Personal care in an impersonal world：A multidimensional look at bereavement. New York, Baywood, 1993: 247-251.
2）田村恵子，河正子，森田達也編：看護に活かすスピリチュアルケアの手引き 第2版．青海社，東京，2017：145-146.
3）村田久行：終末期がん患者のスピリチュアルペインとそのケア：アセスメントとケアのための概念的枠組みの構築．緩和医療学2003；5（2）：157-165.
4）森田達也，鄭陽，井上聡，他：終末期がん患者の霊的・実存的苦痛に対するケア 系統的レビューに基づく統合化．緩和医療学 2001；3（4）：444-456.
5）森田達也，赤澤輝和，難波美貴，他：がん患者が望む「スピリチュアルケア」－89名のインタビュー調査．精神医学2010；52（11）：1057-1072.

参考文献

1）Morita T, Tamura K, Kawa M, et al. Nurse Education Program on Meaninglessness in Terminally Ill Cancer Patients: A Randomized Controlled Study of a Novel Two-Day Workshop, *Journal of Palliative Medicine*. 2014; 17(12): 1298-1305.
2）Ichihara K, Ouchi S, Okayama S, et al. Effectiveness of spiritual care using spiritual pain assessment sheet for advanced cancer patients：A pilot non-randomized controlled trial, *Palliative and Supportive Care* 2019; 17(1): 46-53.

4 社会的苦痛・経済的苦痛へのケア

社会的苦痛・経済的苦痛とは

　End of Lifeにある患者さんを看るにあたっては、社会的苦痛のケアが必要ですが、最近まで社会的苦痛に関する定義は十分に議論されてきませんでした。海外では、経済的な問題が、End of Lifeの身体的苦痛やQOLに影響を及ぼす要因として知られるようになってきました[1]。

　典型的な例としては、患者さんは以下のような悩みを抱えながら、療養生活を送っています。

30～40歳代のがん患者さん

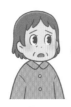

今の貯金残高で、もし仕事を失ったらどうなるのかしら。

・貯蓄が少ない
・休職・失職により収入が減少

50～60歳代のがん患者さん

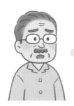

年金だけでやっていけるのだろうか。

・定年退職の前後

看護師による経済的苦痛のケア

　End of Lifeにある患者さんは、症状によって仕事や日常生活が困難になります。そういった場合は、退職を検討することとなります。

　退職によって、患者さんは社会的な立場や役割、そして収入も失います。これを「社会的な死」ととらえる患者さんでは、**生きる価値・役割の喪失によるスピリチュアルペイン（p.71）**につながることもあります。

　看護師が具体的な対策を行うことは困難ですが、一緒に考えることはできます。「一緒に探してみましょう」「一緒にMSW（医療ソーシャルワーカー）に相談しませんか」など、寄り添いつつも具体的なアクションを促すコーディネートが、ケアの大きな一歩になります。

がん患者さんが利用できる制度

　がん患者さんが利用できる制度は図1のように整理されます。体調が悪化し図の右に向かうほど多くの制度が利用できる可能性があることがわかります。

図1 がんの「困り」と「備え」の関連図

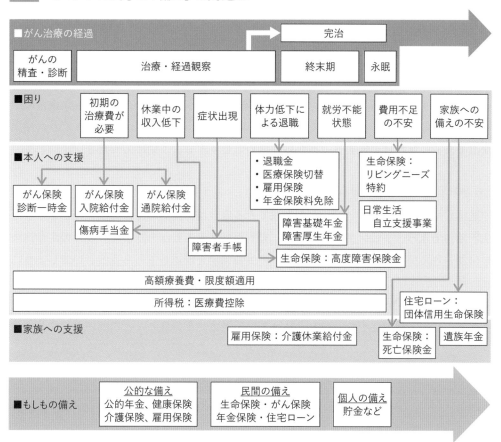

賢見卓也：「リビングニーズ特約」利用からみたがんの諸制度の活用－特に在宅緩和ケアに関して，緩和ケア 2013；23（5）：372. より転載

　この図は、「がん制度ドック」のウェブサイト（https://www.ganseido.com/）で、制度を見つけやすいように掲載しています。

患者さんとスマートフォンの画面を見ながら、検索してみるとよいですね。

がん制度ドック

End of Lifeの患者さんに有用な制度

休職したまま退職する際の制度

　勤務している患者さんが長期休職する際には、健康保険から**傷病手当金**が給付されます。これは給料の約7割・最大1年6か月分をフォローする制度です。

　休職したまま退職した場合、1年6か月分の一部が残っていれば退職後も継続受給できます。これにより、患者さんは退職しても一定の収入を維持することができます。

仕事や日常生活に支障をきたす場合の制度

　65歳以上の患者さんは、どなたでも**老齢年金**を受給することができます。

　65歳未満の患者さんの場合は、体調悪化によって仕事や日常生活が困難な場合に限り、**障害年金**を申請すれば受給できるかもしれません。書類作成が難しいことと、結果が出るまでに数か月を要することから、早めに着手するよう勧めてください。

貯蓄型の生命保険に加入している場合

　医師が余命6か月以内と診断書を作成できる場合は、民間の生命保険の死亡保険金を生前給付できる「**リビングニーズ特約**」を利用できることがあります。多くの生命保険に付加されているため、患者さん・家族の生命保険を確認してもらうとよいでしょう。

住宅ローンの支払いが残っている場合

　患者さんの名義で住宅ローンを支払っている場合、そのほとんどに**団体信用生命保険**がかけられています。この保険では、保険会社から金融機関に死亡保険金が支払われるため、住宅ローンの残債を遺族が支払う必要がなくなります。

　最近では、生前給付できるものも増えています。

（賢見卓也）

引用文献
1）　Lathan CS, Cronin A, Tucker-Seely R, et al. Association of financial strain with symptom burden and quality of life for patients with lung or colorectal cancer. *Journal of cinical oncology*, 2016; 34(15): 1732-1740.

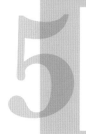

多様な場における
End of Lifeケア

病院における看取りの場所の情報提供

　治療を受けた病院で定期的に受診している患者さんが、疾患の増悪により、最期に療養する場所を選択するタイミングを逸し、患者さんや家族の望むEnd of Lifeを迎えることができなかった——そんな経験がある人も多いのではないでしょうか。

　筆者もその1人で、看取りの場所の選択のタイミングには特に注意を払い、外来や地域連携のスタッフと情報を共有し、連携を図りながら患者さんと家族にかかわってきました。

　ここでは、主にがん患者さんを対象に、看取りの場所について情報を提供するタイミングや情報の内容について述べていきます。

看取りの場所の情報提供をするタイミング

　情報提供のタイミングとしては、主に、以下の6場面が考えられます。

①がん薬物療法の効果が認められないと判断されたとき
②がん薬物療法の選択肢がなくなったとき
③重度の有害事象や体力低下によりがん薬物療法の継続が困難なとき
④患者さんががん薬物療法の中断を希望したとき
⑤病状や症状が悪化したとき
⑥再入院したとき

①がん薬物療法の効果が認められないと判断されたとき

　固形がんに対するがん薬物療法の場合、標的とされる病変の変化および新病変の有無によって、効果があったかどうかが判定されます[1]。主治医は治療の効果判定をめやすに、治療継続を決定しています。

　治療効果判定の結果、効果が認められなかった場合、患者さんは主治医から説明を受け、治療を変更するのか、終わりにするのか、意思決定を行います。

②がん薬物療法の選択肢がなくなったとき

　主治医から「これが最後の治療法で、次の選択肢がない」と説明された患者さんは、現在の治療法にかける期待の反面、「もし効果がなかったら今後どうなっていくのだろう」という不安ももち合わせています。

　このときの患者さんは、がん治療への希望をもち合わせている一方で、最期に療養する場所について情報を得たいという思いももっています[2]。まずは、患者さんのがん治療への思いや考え、気がかりや心配なことなどを把握していきながら、患者さんの状況に合わせて情報を提供していきます。

③重度の有害事象や体力低下によりがん薬物療法の継続が困難なとき

　がん薬物療法を行っている場合は、主に外来で行うため、外来看護師が患者さんの状況を見きわめて、看護の必要性を判断します。

　外来看護師が患者さんや家族に声をかけ、状況をアセスメントしながらかかわることが求められますが、さらに介入が必要な場合は、院内のリソース（認定看護師や専門看護師、相談窓口など）につなぐことが大切です。看護が必要とされるタイミングをとらえる外来看護師のアンテナが重要といえます。

④患者さんががん薬物療法の中断を希望したとき

　がん（p.118）の場合、Stage IV と診断された場合や、診断と治療後に進行・再発が認められた場合でも、分子標的薬や免疫チェックポイント阻害薬など、がん薬物療法の選択肢が増えています。最期までがん薬物療法を希望する患者さんと家族もいれば、「この治療をいつまで続けるのか」「効果がないなら治療をやめて、残りの時間を有意義に使いたい」と治療の中断を希望する患者さんもいます。そのタイミングで、今後の生活と最期に療養する場所の話し合いができるとよいでしょう。

　がん薬物療法を中断すると、これまでの主治医が診療を継続する場合もあれば、緩和医療を中心とした医療機関に変更する場合もあります[3]。その際に、主治医から最期に療養する場所も含めた説明をされることがあります[4]。

⑤病状や症状が悪化したとき

　がん薬物療法を受けながらオピオイドが導入される場合や、これまでの診療科と緩和ケア科を同時に受診する場合もあります。

　どちらの場合でも、がん疼痛などの苦痛症状が悪化して、オピオイドが開始されたり増量されたりするタイミングで、現状への思いや受け止め、不安なことなどを把握していき、状況に応じて情報を提供していきます。

⑥再入院したとき

　何らかの理由で病状が悪化し、患者さんが再入院した場合には、病棟看護師を中心に医師、薬剤師、退院支援看護師など多職種で患者さんにかかわることができます。そのため、最期に療養する場所に関する情報を提供しやすいといえます。

　また、患者さんから「これからどうしたらいいのか」など、今後の過ごしかたや療養場所への不安について表出があったときは、情報を提供するタイミングと思われます。

■ 情報の伝えかた

①患者さんの状況を把握し、精神的ケアを行う

　がん患者さんと家族にかかわるときには、すぐに最期に療養する場所について情報提供するのではなく、まずは患者さんの病状や苦痛症状などの身体的状況を把握します。また、現状をどのように受け止めているか、現在の心情はどうか、現状と認識の違い、気がかりや不安などについて、記録やスタッフからの情報、患者さんとのコミュニケーションなどから把握していきます。全人的苦痛（p.18）の視点で、全体的に患者さんをとらえましょう。

　最期に療養する場所を選択する時期の患者さんや家族は「見放された」「切り捨てられた」などの絶望感や、「もう終わりだ」という無力感、死への恐怖など、さまざまな苦悩を抱いています。そのため、患者さんと家族の思いをしっかりと傾聴し、精神的ケアを優先して行います[5]。

　そのうえで、患者さんのADLや残された時間をふまえ、提供する情報を選択していきます。

②療養生活での希望や大切にしたいことを聴く

　「最期をどこで迎えたいか、どこで過ごしたいか」と希望の場所を確認するのではなく、「何ができたらよいか」「どんなふうに過ごしたいか」「何を大切に過ごしたいか」のように、最期のときの希望はあるかなどの視点で患者さんや家族の話を聞けるとよいでしょう[5]。

　患者さんや家族の話から、どのようなことに価値をおいているかを教えていただく姿勢が大切だと考えます。

③患者さんと家族の意向を実現できる場所の情報を提供する

　①②をふまえて、患者さんの意向が実現できるような場所についての情報を提供します。

在宅療養を希望する患者さんの例

・大好きな家族やペットと一緒に過ごしたい
・庭の草木を眺めていたい
・気に入った家で自由に過ごしたい

　在宅療養では、患者さんと家族の間で、「在宅で最期を迎えたい」という意向が一致していること[6)] が重要です。

　在宅での看取りを希望する場合は、訪問診療や訪問看護などの在宅医療に関する情報（p.99）や、訪問介護や訪問入浴などの福祉に関する情報を提供します。これらの情報は、口頭だけではなく、わかりやすくまとめた資料やパンフレットなども活用して、患者さんと家族がイメージしやすいよう工夫しながら情報を提供します。

病院や施設を希望する患者さんの例

・つらい症状が出たときにすぐに対処してもらいたい
・家族には迷惑をかけたくない
・（1人暮らしの患者さんで）1人で過ごすのは不安

　病院（p.92）や施設（p.95）のほうが患者さんの意向に沿うと思われる場合は、施設の特徴について情報を提供します。

④患者さんの病状に合わせた情報を提供する

　1日の大半をベッド上で過ごすほどADLが低下している場合（PS（表1）が3〜4に低下している場合）は、外来通院が困難であると予測されます。

表1 ECOGの Performance Status の日本語訳

スコア	定義
0	まったく問題なく活動できる 発症前と同じ日常生活が制限なく行える
1	肉体的に激しい活動は制限されるが、歩行可能で、軽作業や座っての作業は行うことができる 例：軽い家事、事務作業
2	歩行可能で、自分の身のまわりのことはすべて可能だが、作業はできない。日中の50％以上はベッド外で過ごす
3	限られた自分の身のまわりのことしかできない。日中の50％以上をベッドか椅子で過ごす
4	まったく動けない。自分の身のまわりのことはまったくできない。完全にベッドか椅子で過ごす

Common Toxicity Criteria（CTC）Version 2.0. Publish Date April 30, 1999.
http://ctep.cancer.gov/protocolDevelopment/electronic_applications/docs/ctcv20_4-30-992.pdf
JCOG ホームページより引用
http://www.jcog.jp/（2023.6.1アクセス）

それでも、「これまでの主治医に診てもらいたい」と希望する患者さんもいます。患者さんの思いを大切にしつつ、**これまでの医療機関で継続して受診できるのか、それとも他の医療機関に変更する必要があるのかを見きわめ**、訪問診療の情報も提供します。

　あわせて、訪問看護の必要性も判断し、情報を提供します。介護が必要であれば、要介護認定がされているか、申請が済んでいるかを確認し、申請がされていなければ手続きの情報を提供します。主治医の意見書の手配や、MSWとの連携も必要です。

　予後が短めで月単位や週単位以下と予測される場合は、病状が悪化したときの緊急入院先の手配も必要になるかもしれません。のちに緩和ケア病棟（p.88）への入院を希望した場合や、病状が悪化して苦痛症状の緩和が必要になった場合に備えて、あらかじめ入院の申し込みをしておく必要があります。そのために必要な申し込み手続きの情報を提供しましょう。

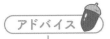

アドバイス

　緩和ケア病棟に抵抗を示す患者さんもいますが、遠い先の準備として現在できることを行っておくことや、申し込みの後でも入院はキャンセルできることを伝えると、患者さんの抵抗感が軽減することがあります。

　看取りの場所についての情報を提供することは、患者さん自身が最期のときの過ごしかたを決めていく、意思決定支援そのものであると思います。

　患者さんの予後が短いから、と焦って情報だけ伝えるのではなく、**患者さんの置かれた状況や苦痛を把握するよう努めることが大切です。そのうえで患者さんや家族に合わせつつ提供する情報を選んでいくことが重要であり、そのかかわりそのものがケアである**と考えます。

（三堀いずみ）

引用文献
1）　新野祐樹：がん薬物療法の基本概念. 国立がん研究センター内科レジデント編, がん診療レジデントマニュアル 第8版, 医学書院, 東京, 2019：27.
2）　川村三希子, 小島悦子：積極的治療が望めなくなった時期を想定した場合のがん体験者の情報ニーズの検討. 日本がん看護学会誌 2009；23（3）：42-51.
3）　厚生労働省：地域医療構想策定ガイドライン.
　　https://www.mhlw.go.jp/content/10800000/000711355.pdf（2023.6.1.アクセス）
4）　Mori M, Shimizu C, Ogawa A, et al. A National Survey to Systematically Identify Factors Associated With Oncologists' Attitudes Toward End-of-Life Discussions: What Determines Timing of End-of-Life Discussions?. *Oncologist*. 2015; 20(11): 1304-1311.
5）　三堀いずみ：治療中止と同時に療養の場を選択する進行がん患者とその家族へのがん看護専門看護師による相談支援の実際. 日本がん看護学会誌掲載予定.
6）　Nakamura S, Kuzuya M, Funaki Y, et al. Factors influencing death at home in terminally ill cancer patients. *Geriatrics and Gerontology International* 2010; 10(2): 154-160.

在宅療養支援診療所における情報提供

筆者の勤務する在宅療養支援診療所では、「通院ができなくなった」「自宅での看取りを考えている」などの相談があると、MSW（医療ソーシャルワーカー）が窓口となり、訪問診療について説明し、希望や不安に思っていることなどを伺います。

最期まで自宅で過ごすと決めている人がいる一方、具合が悪くなれば入院したいと希望する人、「わからない」という人もいます。介護経験があり、先々についてイメージできる人もいますが、想像できない人も多いため、病状変化に伴い生活がどう変化するか、**イメージをもてるようなかかわりが鍵**となります。

情報の伝えかた

具体的には、

「1人ではトイレに行けないので、1日に何回かおむつを交換する必要がある」

「肺炎予防のため、痰の吸引が必要になるかもしれない」

など、今後起こりうる状況を伝えたうえで、訪問診療ではどのようなことができるのか、場合によっては訪問介護や訪問看護も含め、どのような支援ができるかを伝えます。

自宅療養が難しい場合には、病院や施設など、どのような療養場所があるかについて、具体的な情報提供を行います。

「情報提供」というと、どのようなサービスが受けられるのか、病院や施設の特徴や費用などの説明を思い浮かべますが、今後病状がどう変化し、生活に影響するのかを伝えることも大切です。さらに、患者さん・家族ができることは何かを伝えることも、大切な情報提供となります。患者さんの具合が悪くなっていくと、「何もできない」「何もしてあげられない」と不全感を抱くことも多いですが、小さなことでも、自分たちにできることがあると感じられるだけで大きな支えになります。

話をするタイミング

情報提供するタイミングとして、最初に会ったときや、病状が変化したときなどがありますが、依頼を受けてからかかわり始めることが多いMSWとは異なり、看護師のみなさんはケアを通して話を聞く機会がとても多いと思います。患者さん・家族にとって「話したいとき」に「話を聞いてもらえる人」がいることが大切です。医師には見せない姿を訪問看護師や介護スタッフには見せることはよくあり、このときに得られた情報が療養方針を検討するうえで重要な意味をもつこともあります。

多職種間の情報共有

MSWは、家族や生活、経済状況、社会的・心理的な状況もふまえて情報提供しますが、そのためには、関係機関との情報共有が欠かせません。もし、相談された内容が専門的で応えられない場合は、一番適した人を紹介することも大切な情報提供です。それらを

関係者が情報共有したうえでかかわることが肝要です。

■ かかわりかたに悩んだら

　一度提供した情報が必ずしも有用とは限りません。単にサービスを利用すればよいというわけでもなく、療養場所にもそれぞれメリット・デメリットがあります。新型コロナウイルス感染症の流行下では、面会の可否で療養場所を選ぶ人も増えました。

　何を優先して選択するかは、最終的に患者さん・家族にゆだねられます。提供する側が想像していたリアクションを得られない場合もあります。そのようなときは、誰が何に困っているのか、なぜ齟齬が生じたかなど、客観的な視点をもつことが大切です。

　患者さん・家族が悔いのない選択をできるよう、希望を伺いながら情報提供していきます。患者さん・家族の生活歴や価値観を知ることで、なぜその選択だったかわかることもあります。

　例えば下記のような患者さんに対して、みなさんなら、どうかかわりますか？

・80歳代後半、男性、独居
・喫煙者
・腎不全末期、心不全末期（左室駆出率20％程度）で入退院を繰り返している
・きちんと服薬できていないが、本人は飲んでいるつもり
・たびたび意識が遠のいている
・安全性を考えると手すりなど環境を整え、訪問入浴を利用したほうがよいといわれているが、本人が拒否。1人でお風呂に入っている
・水分はとろみをつけたほうがよいが使用せず。ラーメンの汁を残さず飲んでいる。食事指導をしても守れず、必要性も感じていない

　「どのようにかかわるか」を考えるときの手がかりは、先述したように患者さん・家族の生活歴や価値観を理解し「どうしたいと思っているのか」を把握することです。「介護が大変＝介護ができない」わけではなく、「療養場所」を決めることが目標でもありません。患者さん・家族が自分たちで決められることが重要で、「病状」「アドバンス・ケア・プランニング」「患者さん・家族の関係性や価値観」「経済状況」などを総合的にみて、**患者さん・家族のやりかたやタイミングに寄り添う**ことが重要です。

　「世間一般では遅いタイミングかもしれませんが、自分たちにとってはこのタイミングでよかったと思います」

　何か月も介護負担を訴えていた家族が、入院を決断された際の言葉です。患者さん・家族本位の支援であるかが問われているのだと感じました。

（吉松知恵）

一般病棟における看取り

一般病棟とは

一般病棟は、主に急性期疾患の検査や治療が行われる場所です。疾患の診断や治療を目的としており、そのために必要な医療機器や設備があります。薬剤なども豊富に準備されています。

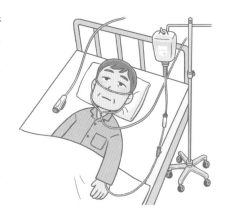

メリット：苦痛緩和の医療が提供できる

治療や検査ができる機材や設備が整っており、それに対応するスタッフもいるため、苦痛症状を緩和するための医療が提供できます。

例えば、病状の進行により腹水（p.184）や胸水が貯留し苦痛がある場合には、薬物療法だけでなく、苦痛軽減のために腹水や胸水を抜くための処置が行えます。

総合病院などには、苦痛症状を緩和するための専門の診療科や多職種医療チームなどがあり、支援を受けられるところもあります。また、疾患の診断・治療と継続的してかかわってきた医療機関やスタッフの支援を受けられることは、患者さんの安心につながります。

デメリット：療養環境

急性期の患者さんもいるため、モニターやナースコールの音に加え、医療スタッフの出入りも多く、落ち着ける療養環境が提供できるとは限りません。また、消灯や起床の時間、面会時間などが決められているため、さまざまな制限を受けながら療養することになります。

看取りが近くなって個室に移動し、家族の面会制限が緩和されたとしても、モニターなどの医療機器があることも多く、付き添う家族が身体を休める場所は十分に確保されていません。

入院までの流れ

検査や治療を目的とした場合は、入院の予定日を患者さんと相談して決めます。入院前には、入院に必要な検査や入院生活に関する説明を受けます。

End of Lifeにある患者さんは、状態の悪化などにより自宅での生活が困難となり緊急入院となるケースが多いです。

看取りまでの流れ

一般病棟における看取りまでの流れは、以下のようになります。

苦痛緩和
- End of Life にある患者さんは、痛み（p.150）や呼吸困難（p.164）などの症状の悪化や、食事摂取ができないなどの理由で入院となることが多い。そのため、入院後は、まず患者さんが安楽に過ごせるよう苦痛緩和を目指す

現状の受け止めを確認
- がんの治療で入退院を繰り返してきた患者さんやその家族は、治療が奏効しない厳しい現状を受け止められず、急激な体調の変化に直面し混乱することも多い。そのため、患者さんと家族それぞれに対し、不安な気持ちに寄り添いながら治療のプロセスや現状に対する受け止めを確認する

今後の方針について検討
- 医療チームで現在の病状や今後の方針について話し合い、患者さんと家族に残された時間や療養場所の希望を確認する
- 患者さんが「帰りたい」と希望したら、早急に退院に向けて調整することもあるが、家族の受け入れなどさまざまな理由で退院が難しい場合には、その状況のなかで患者さんにとっての最善と考えられることを家族や医療チームで検討する

看取りに向けた調整
- 看取りまで1週間程度となるころには、患者さんの呼吸状態や意識レベルなどは日々変化する。変化する患者さんの状況にとまどう家族も多いため、家族面会の際には、患者さんのベッドサイドに一緒に向かい、家族にその変化や対応について説明する。マッサージやタッチングなど家族ができることを伝えるほか、静かな環境で寄り添えるよう個室の配慮や面会の時間の拡大などについても検討する
- 看取りが近いと判断されたときには、家族にその旨を伝え、いつでも連絡が取れるようにしておく

一般病棟では、息を引き取る際に家族が立ち会えないこともあるため、「看取りのプロセスにかかわれた」と家族が思えるよう支援することが大切です。

(坂本理恵)

緩和ケア病棟

■ 緩和ケア病棟とは

　緩和ケア病棟は、がんなどの疾患の進行に伴う身体や心のつらさをやわらげるために専門的な緩和ケアを行う病棟です（図1）。厚生労働省が定めた緩和ケア病棟入院料の施設基準（表1）を満たす必要があります。2022年の緩和ケア病棟数は463病棟（9,579床）になっています。

　緩和ケア病棟にはいくつかの形式があり、病院内の1つの病棟として運営する院内病棟型、病院の敷地内で独立した建物として運営する院内独立型、独立した建物で運営する完全独立型があります。

図1 緩和ケア病棟の例

談話室
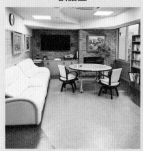
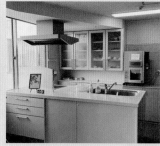
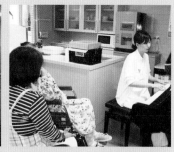

大きなテレビ、テーブル、キッチンがあり、患者さんと家族が過ごすことができます。季節のイベントの際には談話室に患者さんや家族が集まります。

キッチンで患者さんや家族が料理をすることができます。芋煮会やクリスマス会などの季節のイベントでは、病棟スタッフが料理をふるまうこともあります。

ピアノがあり、音楽療法士が音楽療法を行います。患者さんは思い出の曲を口ずさんだり、人生を振り返ったりして、笑顔で過ごすことが多いです。

病室
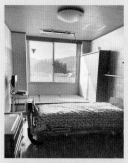

プライバシーが保たれる個室が多くなっています。家族とともに過ごすため、畳のスペースやソファなど、家族が過ごす場所も備えられています。
自宅の環境に近づけるよう、温かい雰囲気の部屋になっています。

見取り図（病棟の一部）
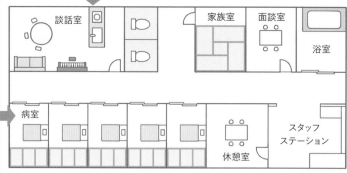

※写真はご本人・ご家族の同意を得て掲載しています。

- 悪性腫瘍またはAIDS（acquired immunodeficiency syndrome；後天性免疫不全症候群）の患者を対象とする
- 1日に看護を行う看護師数は入院患者7人に対して1人
- 夜勤を行う看護師数は2人以上
- 緩和ケアに関する研修を受けた医師が配置されている
- 患者の入退棟を判定する基準が作成されていること
- 病棟、病室の面積が規定を満たしていること
- 病棟内に、患者家族の控え室、患者専用の台所、面談室、一定の広さを有する談話室を備えていること
- 緩和ケアの内容に関する患者向けの案内が作成され、患者・家族に対する説明が行われていること
- がん診療の拠点となる病院もしくは公益財団法人日本医療機能評価機構等が行う医療機能評価を受けている病院
- 連携する保険医療機関の医師・看護師等に対して研修を実施していること

令和4年厚生労働省告示第55号「基本診療料の施設基準等の一部を改正する件」より抜粋

メリット

- 専門的な緩和ケアを受けることができます。
- 一般病棟に比べて看護師の数が多いためケアが充実しています。
- 個室の割合が多いため、プライバシーの保たれた環境で家族と過ごすことができます。
- 基本的に面会制限がないので、家族と多くの時間を過ごすことができます。
- 季節ごとのイベントがあり、季節感を味わうことができます。
- 施設によっては音楽療法士や臨床宗教師などが在籍し、患者さんの希望に合ったケアを受けることができます。

デメリット

- 入院中は手術やがん薬物療法を受けることができません。
- 入院までに待機期間が生じる場合があります。
- 緩和ケア病棟に入院すると最期が近いというイメージを抱かれることがあります。

■ 入院までの流れ

　緩和ケア病棟に入院するためには、患者さんが緩和ケア病棟の入院対象となるかを判定する必要があります。入院判定の手続きはそれぞれの施設で異なりますが、流れは以下のようになります。

患者さんが緩和ケア病棟への入院を希望する
・基本的に患者さんは病名を知っていることが望ましい

緩和ケア病棟に入院するための面談申し込みをする
・窓口はがん相談支援センターなど施設によって異なる

（次のページに続く）

（前のページの続き）

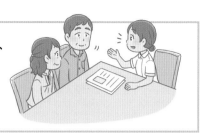

緩和ケア外来などで緩和ケア病棟の説明を受け、
入院希望の意思確認を行う

・家族も同席することが望ましい

緩和ケア病棟入院審査

緩和ケア病棟に入院

施設によっては、入院までに待期期間がある場合がありますが、施設基準
では、患者さんが面談を受けて緩和ケア病棟への入院を希望した日から
入院までの期間の平均は、14日未満とするよう定められています。

■ 看取りまでの流れ

緩和ケア病棟における看取りまでの流れは、以下のようになります。

苦痛緩和を継続する

・苦痛緩和のために行われている治療は状態に合わせて継続する
・不要な検査（血糖測定など）やケアの見直しを行い、患者さんが穏やかに最期を
　迎えられるよう治療とケアの再検討を行う

家族の看取りの準備を促す

・看取りが近づいていることを医師や看護師から家族に伝える
・看取りまでにどのような経過をたどるか、パンフレット（p.123）を用いるなど
　して説明する
・看取りのときに立ち会いたい人について相談する
・旅立ちのときに身に着けたい衣服（患者さんが気に入っていた衣服や患者さんら
　しい身なり）を準備してもらう

家族とともに最期まで患者さんのケアを行う

・口腔ケアやマッサージなど、家族が行えるケアをともに行う
・付き添い者のための寝具の準備や家族控室の利用を案内する
・最期まで尊厳ある人として患者さんのケアを継続する

看取りのとき

・看取りのときは、できるだけ家族で過ごせるよう配慮する
・ベッド柵を外し、家族と患者さんの距離が近くなるよう環境調整を行う
・家族の不安が強い場合は看護師が付き添う
・心電図モニターなどの機器は基本的に装着しない
・看取りのときを迎えたら、患者さんと家族で別れの時間をもつ
・家族が落ち着いてから、医師が死亡確認を行う
・家族に、エンゼルケア（p.110）を看護師と一緒に行うことができることを伝え、家族が希望する場合はともに行う

（重野朋子）

参考文献
1）令和4年厚生労働省告示第55号「基本診療料の施設基準等の一部を改正する件」
https://www.mhlw.go.jp/content/12404000/000907845.pdf（2023.6.1.アクセス）
2）升川研人，平山英幸，宮下光令：データでみる日本の緩和ケアの現状. 木澤義之，志真泰夫，髙宮有介，他編，ホスピス緩和ケア白書2022 緩和ケアの新たな試みと視点，青海社，東京，2022：68.
3）宮下光令：緩和ケア概論. 宮下光令編，ナーシング・グラフィカ成人看護学6緩和ケア，第3版 メディカ出版，大阪，2022：30.

通院（一般総合病院）

通院とは

　一般的に通院とは、病院へ治療に通うことを意味します。一般総合病院では、定期的に病院に通える状態である人が対象となっていることが多いです。

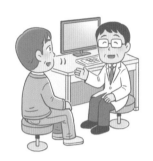

メリット：慣れ親しんだ環境で過ごしながら、治療が続けられる

　普段は自宅などの慣れ親しんだ環境で過ごしながら、治療を続けることができます。

デメリット：通院の時間や手間がかかる

　通院には時間がかかり、仕事を休む必要が生じたり、病院に行くために、自分で体調を管理する必要も出てきたりします。また、付き添いや送迎のために、家族の支援を必要とする場合もあります。

　外来では、診察や治療（がん薬物療法、放射線治療など）の場面で医療者と接します。しかし、時間は短時間であり、複数の診療科を受診している場合などは、患者さん・家族が希望するような情報の伝達が十分なされてない場合もあります。

　そのため、通院においては、**患者さん・家族自らが、医療者に自分の体調を伝え、困りごとの相談ができること**が重要となります。

通院開始までの流れ

　病院をはじめて受診する人は、健康診断で指摘された、何らかの自覚症状があるといった理由で医療機関に足を運びます。または、かかりつけの医療機関などから、より専門的な治療を要する場合や急性期の治療を要する場合に一般総合病院に紹介され、通院を開始することもあります。

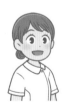

通院の間隔は、治療の目的や内容などによって異なります。

▓ 看取りまでの流れ

治療方針についての合意形成

・疾患を診断された後、どのような治療を行うかについて医師から提案がある

・患者さん・家族はその提案に対して自分の考えを述べながら、治療方針について合意形成がなされることが理想

治療のために生活習慣を変えざるを得ない場合もありますが、自分の生活のなかに通院治療や副作用管理をどのように組み込んでいけるかが、長期的な治療をするうえで重要になります。

通院が困難となった場合について検討

・通院する患者さんに「つらい」「しんどい」といった自覚が生じたら、患者さん・家族に、今後通院が困難となった場合にどうするかを考えるように医療者が提案する時期と考えられる

進行がんの患者さんの治療目的は、治癒ではなく延命ですが、患者さんの多くは、そのことを理解しておらず、治癒を期待して治療を継続していた[1]という研究報告があります。

がん薬物療法を継続する場合

・患者さんが、体調がつらくても治療を続けることを希望し、医学的にそれが可能と判断される場合は、治療を継続

・体調のつらさを軽減し、自分の生活を大切にしたいと考える場合は、どのような生活を送りたいのかを医療者と共有することも重要

がん薬物療法を中断する場合

・治療を継続した場合、患者さんの望む生活が困難となるのであれば中断する

・その過程で、通院を継続するのか、緩和ケア専門病院への転院、訪問診療（p.99）を受けるかなどを提案し、どのように過ごすのが最善かという意思決定支援を行う

　通院におけるEnd of Lifeケアにおいて、看護師は日ごろから患者さんの生活や治療に対する考えを聞き、その人が大切にしたいことを把握しておく必要があります（表1）。

　それをふまえて、治療による生活への影響について、医師と情報共有するだけではなく、患者さん自身にもフィードバックし、今の生活が患者さんの望むものとなっているかを一緒に考えていきましょう。

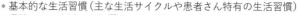

表1 看護師が通院中の患者さんに聞いておきたい生活の情報

患者さんの希望	● 患者さんの長期・短期的な目標や希望（例：家族旅行、帰省など具体的に） ● 日々を過ごすうえで大切にしたいと考えていることや希望 ● 通院を続けるうえで大切にしたいと考えていることや希望
通院と生活	● 基本的な生活習慣（主な生活サイクルや患者さん特有の生活習慣） ● 通院による生活への影響とそれに対する患者さん・家族の思い ● 通院上の困りごとやそれに対する解決方法（具体的な生活変化を通して） ● 気になる身体症状などの変化と生活への影響 ● 通院に対する患者さん・家族の思い
支援者と家族	● 患者さんが生活を送るうえでの支援者と、支援者を含めた生活変化について ● 家族や医療者など、周囲とのコミュニケーションについて

（小野聡子）

引用文献

1）Weeks JC, Catalano PJ, Cronin A, et al. Patients' expectations about effects of chemotherapy for advanced cancer. *The New England Journal of Medicine* 2012; 367(17)：1616-1625.

参考文献

1）内閣府：世論調査（平成28年度, 令和2年度）.
　https://survey.gov-online.go.jp/index-all.html（2023.6.1.アクセス）

高齢者向け施設・看護小規模多機能居宅介護

高齢者向け施設での看取りの増加

　近年、地域包括ケアシステムの推進に伴い、一般病棟、緩和ケア病棟ともに在院日数が短縮し、病院死の割合は減少してきています。

　一方で、医療依存度が高く、End of Lifeケアのニーズが高い療養者の社会的受け皿として、介護保険施設、有料老人ホーム、サービス付き高齢者向け住宅（サ高住）などの居住系施設（以下、高齢者向け施設）の需要が高まっています（図1）。

図1 死亡場所の推移（全死因）

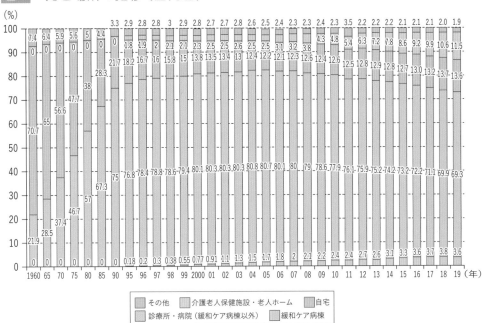

厚生労働省：令和元年（2019年）人口動態統計．を基に作成

看取りの場としての高齢者向け施設とは

　多死社会において、End of Lifeケアの担い手として高齢者向け施設の果たす役割は今後さらに重要となります。高齢者向け施設は、病院とは異なり終の住処として終身利用ができ、特に民間施設では、医療的ケアや緩和ケアに特化した施設も増えてきています（図2）。しかし、施設機能は多様化しており、医療体制、人員配置、環境設備、費用などは施設によって大きく異なります（表1）。

図2 医療特化型高齢者向け施設で対応可能な医療処置・状態の例
（ファミリーホスピスの場合）

- 胃瘻
- 経管栄養
- 気管切開
- 人工呼吸器
- 在宅酸素療法
- 痰の吸引
- 筋萎縮性側索硬化症（ALS）
- インスリン投与
- 中心静脈栄養
- 尿道カテーテル
- ストーマ
- 褥瘡
- オピオイドの管理
- がん

表1 高齢者向け施設の種類ごとの特性

施設種別		入所対象者			終身利用	介護サービス	24時間看護師常駐	診療体制	看取り対応	居室（最低床面積）	費用
		介護度	医療的ケアへの対応	オピオイドの使用							
公的施設	介護老人福祉施設（特別養護老人ホーム）	要介護3以上	×	×	○	○	×	協力医療機関(非常勤医師)による対応	△	個室 10.65m²	月額8～18万円
	介護老人保健施設	要介護1以上	○	△	×	○	○	常勤医師当直なし	○	従来型個室・多床室8m² ユニット型10.65m²	
	介護医療院	要介護1以上	○	△		○	○	常勤医師 I型は当直あり	○	個室・多床室8m²	
民間施設	介護付き有料老人ホーム	要支援1以上	△ 医療特化型は○	△ 医療特化型は○	○	○	△ 医療特化型は○	利用者と個人契約した訪問診療医による対応	△ 医療特化型は○	個室13m²	月額15～40万円
	住宅型有料老人ホーム	自立～	△ 医療特化型は○	△ 医療特化型は○	○		△ 医療特化型は○		△ 医療特化型は○	個室13m²	
	サービス付き高齢者向け住宅	自立～	△ 医療特化型は○	△ 医療特化型は○	○	△ 医療特化型は○	△ 医療特化型は○		△ 医療特化型は○	個室25m²	
地域密着型サービス	グループホーム	要支援2以上 自治体居住	×	×	○	○	×		△	個室7.43m²	
	看護小規模多機能居宅介護	要介護1以上 自治体居住	○	○	×	○	△		○	個室・多床室7.43m²	月額5～20万円 利用頻度により異なる

　質の高いEnd of Lifeケアを提供できる施設の条件には、看取り支援に関する職員教育を実施している、24時間看護師が常駐し医療的ケアに対応できる、オピオイドの使用・管理ができる、個室で静かな療養環境で過ごすことができる、緩和ケアに関する専門スキルをもつ医師と連携している、などが挙げられるでしょう。高齢者向け施設の選択に

あたっては各々の特性をよく理解し、利用者の医療依存度、生命予後、家族の介護力、経済的状況などをふまえて、個々のニーズに応じた施設を選定することが大切です。

■ 看取りまでの流れ

高齢者向け施設は、利用者が日常生活を送る生活の場です。そのため、利用者が落ち着いた雰囲気のなかで家族や地域とのつながりを感じ、心地よく暮らせるための環境づくりを大切にしています（図3、4）。

End of Lifeにおいて、利用者の身体機能や認知機能は徐々に低下しますが、日々の食事、排泄、入浴、活動などの日常生活を大切にしたケアを継続し、その延長線上で看取りケアにシフトしていきます。

医師が常駐していない施設では、利用者・家族の看取りに関するニーズへ対応するために看護・介護職が主体となって専門性を発揮することが求められます。医師と連携を図りながら利用者の心身の苦痛を緩和し、利用者・家族に対して説明を行い、それぞれの意向を把握します。そして、大切な人の最期を看取る家族の心情を 慮 り、家族とともに利用者と過ごした日々を振り返ります。

図3 施設で過ごす利用者の様子

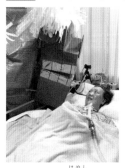

お正月にはお囃子にのって獅子舞が登場します。

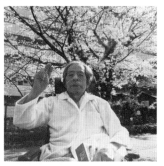

施設近隣の桜並木にお花見に出かけました。

図4 高齢者向け施設の例

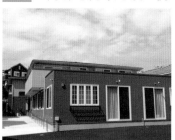

同じ建物の中に、サービス付き高齢者住宅（サ高住）と看護・小規模多機能型居宅介護（看護多機・小多機）が併設されています。

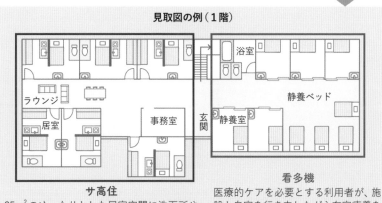

見取図の例（1階）

浴室

ラウンジ

居室

事務室

玄関

静養室

静養ベッド

サ高住
25m²のゆったりとした居室空間に洗面所やトイレ、キッチンなどの生活設備が備わっています。共用部に特殊浴があり、重度介護が必要な人も負担なく入浴できます。

看多機
医療的ケアを必要とする利用者が、施設と自宅を行き来しながら在宅療養を行っています。デイサービス中に休息できるベッドを複数台備えています。

※写真はご本人・ご家族の同意を得て掲載しています。

■ 看護・小規模多機能型居宅介護とは

看護・小規模多機能型居宅介護（看多機・小多機）は、高齢者向け施設と自宅の中間のような施設です。

小多機の泊まり・通い・訪問サービスに訪問看護が加わったものが、看多機のサービスです。そのため、小多機では対応が難しい、医療依存度の高い利用者のケアや看取り支援を行うことができます。

看多機の場合は、例えば週7日間のうち4日間を施設で宿泊し、残り3日間を自宅で過ごすなど、サービスを柔軟に組み合わせることができます。これにより、自宅で過ごしたい療養者の希望を叶え、かつ、家族の介護負担を軽減することができます。

看多機は認知度が低く、サービス機能が十分活かされていない地域もあります。支援・相談業務に当たる担当者が看多機についての知識を深めることで、利用者の療養場所の選択肢を広げることができます。

（飛田篤子）

参考文献
1) 木澤義之, 志真泰夫, 高宮有介, 他編：ホスピス緩和ケア白書 2020. 心不全の緩和ケア―心不全パンデミックに備えて. 青海社, 東京, 2020：75.
2) 山根優子編著：看護小規模多機能型居宅介護 開設と運営の実際. 保健・医療・福祉サービス研究会, 東京, 2019：26.

在宅（訪問看護、訪問診療）

在宅緩和ケアとは

在宅緩和ケアでは、自宅や施設などで日常生活を送りながら、緩和医療やケアの支援を受けます。

対象はEnd of Lifeだけでなく早期から、また、がんだけでなく難病や慢性疾患など、さまざまな疾患をもつ患者さんとなります。

在宅緩和ケアを受けるまでの流れ

在宅で24時間安心して医療やケアが受けられる体制を整えます。医師、訪問看護師、ケアマネジャー、訪問薬剤師が主なメンバーとなります（図1）。

医師は、地域で訪問診療を行っている開業医だけでなく、病院所属の医師が訪問診療を行う場合があります。患者さんが通院可能な間は、外来診療で対応する場合もあります。

訪問看護は、訪問看護ステーションやクリニック所属の看護師が担当します。ケアマネジャーは、がんの場合は40歳以上から介護保険により利用できます。

その他、患者さんの状態や生活・介護環境などによって、訪問薬剤師、理学療法士、作業療法士、訪問介護員（ホームヘルパー）、福祉用具専門相談員などがかかわります。

図1 在宅緩和ケアを受けるまでの流れの一例

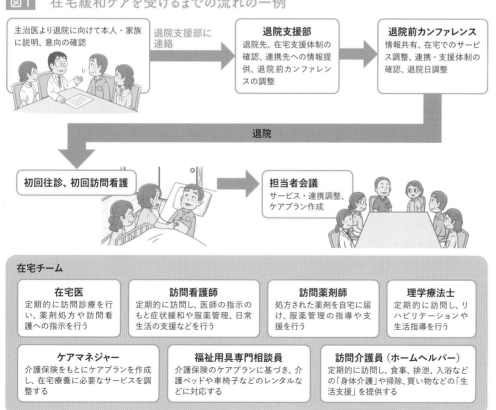

主治医より退院に向けて本人・家族に説明、意向の確認

退院支援部に連絡

退院支援部
退院先、在宅支援体制の確認、連携先への情報提供、退院前カンファレンスの調整

退院前カンファレンス
情報共有、在宅でのサービス調整、連携・支援体制の確認、退院日調整

退院

初回往診、初回訪問看護

担当者会議
サービス・連携調整、ケアプラン作成

在宅チーム

在宅医	**訪問看護師**	**訪問薬剤師**	**理学療法士**
定期的に訪問診療を行い、薬剤処方や訪問看護への指示を行う	定期的に訪問し、医師の指示のもと症状緩和や服薬管理、日常生活の支援などを行う	処方された薬剤を自宅に届け、服薬管理の指導や支援を行う	定期的に訪問し、リハビリテーションや生活指導を行う

ケアマネジャー	**福祉用具専門相談員**	**訪問介護員（ホームヘルパー）**
介護保険をもとにケアプランを作成し、在宅療養に必要なサービスを調整する	介護保険のケアプランに基づき、介護ベッドや車椅子などのレンタルなどに対応する	定期的に訪問し、食事、排泄、入浴などの「身体介護」や掃除、買い物などの「生活支援」を提供する

メリット：慣れ親しんだ環境で日常生活を続けることができる

在宅緩和ケアでは、慣れ親しんだ日常生活のなかで自分のペースで自由に過ごすことができます。家族やペットも一緒に、自身も「患者」としてだけでなく「生活者」「家族の一員」として、仕事や家庭のなかでの役割などを継続することができます。

在宅チームの支援により症状を緩和し、福祉用具など療養に必要な環境を整えることで、自宅でも安心して過ごすことができます（図2）。

図2 在宅チームの支援により自宅で過ごした例

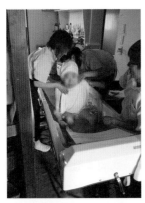

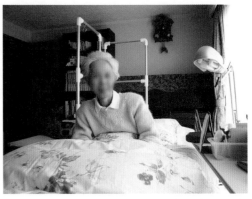

Aさん。独居で生活保護、統合失調症のあるがん患者さん。自宅で過ごすことを強く希望し、看取りの前でも本人が好きな訪問入浴を実施しました。
1人の時間も安心して安全に過ごせるように、あえてベッドではなくふとんにし、水分や食事も好きなときに摂取しやすいよう、ふとんの近くに置くようにしました。

Bさん。自宅で最期まで過ごすことを決め、家族と一緒に過ごせるリビングに介護ベッドを設置しました。点滴台のかわりについたてを活用していました。

※写真はご本人・ご家族の同意を得て掲載しています。

デメリット：地域や医療機関によって対応内容に差がある

医師や訪問看護師が24時間対応可能であるとはいえ、急変時にすぐ訪問できないこともあります。また、地域や医療機関によって、提供できる医療やケアの内容に幅があります。例えば、自宅でのX線や超音波による検査、輸血、ポート管理、オピオイドの投与などは、対応できる場合とできない場合があります。

また、療養支援のためさまざまな職種が自宅に出入りするため、患者さんや家族が、他者の訪問をストレスに感じる場合もあります。

■ 看取りまでの流れ

在宅での看取りの流れは、以下のようになります。

患者さん・家族の意向を確認

・患者さんや家族に、どこでどのように過ごしたいかの意向について、折に触れて確認する

　例：「最期まで自宅で過ごしたい」「動けなくなったら病院に行きたい」

在宅チームでの情報共有

・患者さん・家族の意向について、在宅チームで情報共有する

・日々の状態をみながら予後予測も共有し、訪問診療や訪問看護などの回数やタイミングなどを調整する

看取りに向けた経過と対応の説明

・タイミングを見計らい、家族や介護者に看取りに向けた経過や対応をパンフレット（p.123）などを使って説明する

・呼吸停止時の対応、連絡先、エンゼルケア（p.110）の有無、葬儀社への連絡などについて確認しておく

・独居の場合は、家族の対応の可否や後見人の有無を確認しておく

・訪問時に呼吸停止していることもあるため、その際の対応方法もチーム内で共有しておく

最期までその人らしく過ごせるケアの実施

・臨死期・臨終期の症状緩和、せん妄対策などをチームでていねいに実践する

・最期まで口腔ケアや清潔ケアなど生活支援を行う

・家族が状況を理解できるように説明を行い、ねぎらいや介護支援を行う

（次のページに続く）

（前のページの続き）

> **死亡診断、エンゼルケア**
> ・呼吸停止後、医師が死亡を確認し、死亡診断書を発行する
> 　（夜間の場合、医師によっては翌朝に死亡診断を行うケースもある）
> ・希望に応じて、エンゼルケアを行う

アドバイス

　家族の看取る力を引き出すポイントとして、以下のような点を意識しながらかかわりましょう。
・不安に寄り添い、**具体的に実施できることを提案**する
・せん妄の症状、呼吸停止時など**予測される経過について説明**しておく
・患者さんの好みに沿った対応など、**「家族だからこそ」のケア**が提供できるように支援する

（宇野さつき）

参考文献
1）宇野さつき：入院以外での緩和ケア 在宅の場合. 林ゑり子編著, 上村恵一医学監修, 緩和ケアはじめの一歩, 照林社, 東京, 2018：40-44.

小児の看取り

小児の看取りの場の選択肢

　小児緩和ケアの対象は、生命を脅かす病気や状況（LTC：life-threatening conditions）の子どもとされており、日本には約2万人いるといわれています。対象疾患は成人の緩和ケアとは異なって多岐にわたり、病態が多様で複雑なニーズを有するのが特徴です。

　急性期は、成人とも共通しますが、多くの場合は病院で、症状緩和や生命予後の改善を目的とした濃密な治療を行います。慢性期は、小児の場合は比較的安定した状態で長期間にわたり治療を行うことが多いため、療養場所として、生活の場である自宅を選択することが多くなってきました。現在では、自宅で酸素療法や人工呼吸療法などの高度医療を受けることも可能となっています。

　また、生命予後を予測しやすい小児がんのEnd of Lifeでは、医療者側からも、限られた時間を自宅で家族と過ごすことを提案する場合が増えています。

小児における在宅での看取り

　在宅では、成人と同様に訪問診療が行われます。また、訪問看護によって、身体的・心理社会的な問題に関するアセスメントとケア、症状緩和の効果判定、それに基づく訪問診療医との調整、非薬物的な症状緩和、生活援助、家族からの相談への対応など、多くの面から子どもと家族にケアを提供します。

メリット：子どもと家族の希望を叶えられる

　在宅での看取りを選ぶことによって、子どもの成長発達に応じた遊びや学びなどの体験を大切にしながら、子どもを含む家族を中心とした、本来の生活に近い環境でのケアができます。子どもと家族がお互いにしたいこと・してあげたいことの希望を叶え、家族のなかでの役割をサポートすることが可能です。

デメリット：制度が十分に整っていない

　小児の場合は在宅ケアの対象となる患者数が圧倒的に少なく、40歳未満では介護保険の対象とならないなど、体制の整備は十分ではありません。医療費は公費負担制度によってカバーされる部分もありますが、医療やケアの提供体制としては、小児に対応可能な訪問診療医や訪問看護ステーションが少ないという現状があります。また、地域性や地理的な条件が在宅ケアの提供を阻む場合もあります。

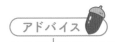

アドバイス

　小児においても成人と同様に、病状の進行に伴い治癒をめざすことが困難な場合は、残された貴重な時間を家族で過ごすことができる在宅ケアは重要な選択肢となります。しかし、入院中に症状が十分に緩和されず、多くの医療処置を必要としている状態では、子どもと家族は、在宅ケアを受けながら過ごす生活を想像できないことがあります。医療者はこうした状況を認識したうえで、子どもや家族の思いを受け止め、在宅ケアに関する情報提供を適切に行っていく必要があります。

　また、子どもと家族の希望や意向に応じて、時には積極的な提案をしていくことも求められます。

■ 小児の緩和ケア病棟やホスピス

　近年では、在宅での看取りが難しい子どもと家族に向けて、病院においても、小児に特化した緩和ケアを提供できる環境づくりが行われています。病棟内に子どもが家族と生活できる病室が設置されている施設や、緩和ケア病棟内に小児専用病室が設置されている施設もあります。

　また、看取りの場所ではありませんが、生命にかかわる病気の子どもたちが生き生きと過ごすことができ、家族が安心して心身を休ませることのできる「第二のおうち」として、こどもホスピスの取り組みが広がりつつあります。

（津村明美）

家族としての「豊かな時間」を支える こどもホスピス

こどもホスピスは、生命を脅かす病気や状況（LTC）によって治療や療養を中心とした生活を送る子どもと家族を対象とする施設です。医療の進歩に伴い、生命にかかわる病気を抱えながらも、多くの子どもが生存することが可能となりました。

LTCの子どもと家族は、制度の狭間で孤立し、心理社会的に大きな負担を抱えています。病院や自宅以外に過ごせる居場所は少なく、同世代の子どもが経験する"遊び"や"学び"の機会が制限されやすくなります。しかしながら、病気とともにあろうとも、子どもたちの願いは変わりません。大好きなおもちゃで遊んだり、友だちと机を並べて勉強したり、家族みんなでくつろいだり、日常のなかにかけがえのない思い出を重ねていくことなどです。

この当たり前の喜びが、病気のために叶えられない子どもたちがいる現状があり、その家族もまた、地域から孤立してしまうことがあります。LTCの子どもや家族の「豊かな時間」を支え、地域とのつながりを育むのが、コミュニティ型こどもホスピスです。

コミュニティ型こどもホスピスは、医療機関ではなく「第二のおうち」です。患児というとらえ方で、子どもの病気や治療、家族が抱えている問題にフォーカスするのではなく、子どもやきょうだい、両親など、家族員それぞれが主役となって、彼らが生きている「今」という時間を豊かに過ごしてもらいます。

こどもホスピスは看取りの施設ではなく、病気を抱えながらも、子どもが子どもらしく生命を輝かせる場所です。

（津村明美）

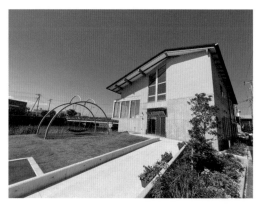

横浜こどもホスピスの外観。
「第二のおうち」として、病気を抱える子どもと家族が、自然豊かな環境のなかで安心して過ごすことができます。

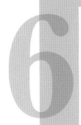

グリーフケア

家族へのグリーフケア

■ グリーフとは

　グリーフ：悲嘆（Grief）とは、喪失に対するさまざまな心理的・身体的症状を含む、情動的（感情的）反応のことです。定義にあるように、グリーフは悲しみだけを意味する言葉ではありません。

　悲しみや怒りなどはグリーフの特徴的な反応ではありますが、すべての人に共通する反応というわけではありません。グリーフは死別を含む喪失全体に対する反応です。

　グリーフに関連する用語について表1に整理し、喪失・死別にかかわる体験について図1に示します。

表1　グリーフに関連する用語

喪失 （Loss）	所有していたものや、愛着を抱いていたものを奪われる、あるいは手放すこと。愛する人や依存していた人を失うことによって生じる悲しい気持ちや思い出、葛藤などの感情も含まれる
死別 （Bereavement）	死に別れること、死による別離（死別離）のこと。死によって大切な人を亡くすという経験をした個人の客観的状況を表す
服喪 （Mourning）	「服喪」とは喪に服すること。「喪」とは、人の死後、その近親の者が一定期間、外出や社交的な行動を避けて身を慎むこと

図1　喪失・死別にかかわる体験

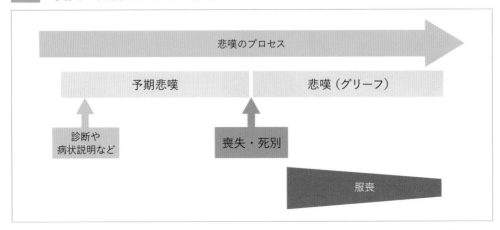

日本緩和医療学会教育・研修委員会ELNEC-J WPG・WG編：ELNEC-Jコアカリキュラム, Module 7；2022：9. より一部改変して転載

グリーフケアは、以下のように定義されています。

> 重要な他者を喪失した人、あるいはこれから喪失する人に対し、喪失から回復するための喪（悲哀）の過程を促進し、喪失により生じるさまざまな問題を軽減するために行われる援助[1]

家族へのグリーフケアを考えるうえでは、**家族それぞれで悲しみかたが違うということ**、そして、文化や信仰、家族の経験、性格、こうしたすべてが家族それぞれの悲しみかたに影響しており、それは家族員それぞれに影響があることを認識しておく必要があります。

坂口は、広義の遺族ケアについて、「遺族への直接的、意図的な支援だけではなく、患者の死の前後を問わず、結果として遺族の適応過程にとって何らかの助けになる行いのこと」[2]と述べています。この定義からもEnd of Lifeにおける家族へのグリーフケアが重要であることが理解できます。

悲嘆（グリーフ）のアセスメント

悲嘆は、大きく分けて予期悲嘆、通常の悲嘆、複雑性悲嘆の3種類があります（表2）。

悲嘆は自然な反応であり、病気ではありません。ただ、時に抑うつや複雑性悲嘆が生じることがあるため、そのような場合は専門的治療が必要となります。また、悲嘆のプロセスに必要な時間は、人によって大きく異なります。

表2 悲嘆の種類

予期悲嘆	• 喪失が現実となる以前に起こる悲嘆のこと • 将来の死の可能性によってだけでなく、主に病気の進行に伴って患者さんも家族も経験する、多様な物理的あるいは心理社会的喪失に対する反応
通常の悲嘆	• 喪失によって引き起こされる気分、行動、反応であり、誰でも経験する正常な反応
複雑性悲嘆	• 重い精神症状や社会的機能の低下を引き起こし、専門的治療が必要な悲嘆の反応

悲嘆のアセスメントの視点としては、悲嘆の種類や悲嘆反応（表3）、悲嘆のプロセスに影響を及ぼす要因、生活や健康状態などが挙げられます。

表3 通常の悲嘆反応

生理的・身体的反応	食欲不振、睡眠障害、活力の喪失や消耗、身体愁訴、故人の症状に類似した身体愁訴、病気へのかかりやすさ　など
感情的反応	抑うつ、絶望、悲しみ、落胆、苦悩・不安、恐怖、罪悪感、怒り、苛立ち、孤独感、慕情、ショック、無感覚　など
認知的反応	故人を想うことへの没頭、故人の現存感、抑圧、否認、自尊心の低下、自己非難、無力感、絶望感、非現実感、集中力の低下　など
行動的反応	動揺、緊張、落ち着かない、疲労、過活動、探索行動、涙を流す、泣き叫ぶ、社会的引きこもり　など

坂口幸弘：悲嘆学入門－死別の悲しみを学ぶ. 昭和堂, 京都, 2010：20-31. を参考に作成.

　悲嘆のプロセスには典型的なパターンがあるわけではないことが、研究でも実践のうえでも明らかとなってきており、誰にでも共通する悲嘆のプロセスはありません。そのため、死別を体験した人それぞれの悲嘆のプロセスを重視すること、そして悲嘆のプロセスには終わりがないということを理解しておくことが大切です。

　悲嘆のプロセスの目標は、大切な人の死を受け入れ、喪失に伴う役割の変化や人間関係の再構築など、故人のいない生活に適応していくことです。

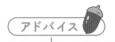
アドバイス

　先行研究では、15％前後が抑うつや複雑性悲嘆を有するとされており[3]、自殺リスクが高いことなどが明らかになっています。複雑性悲嘆のリスクが高いと考えられる場合には、専門的な介入が必要となるため、精神科医などへの支援の依頼や、精神看護専門看護師や心理士、MSW、宗教家など、多職種と連携をとりながら支援を検討していきます。

■ 家族へのグリーフケアの実際

①患者さんを看取るまでのケア（予期悲嘆へのケア）

　患者さんの苦痛が十分に緩和され、安楽で穏やかに過ごせていること、尊厳が守られ、大切にされていることは、予期悲嘆を体験している家族に対してとても重要なケアとなります。

　また、看護師が家族からの質問に誠実に応え、患者さんの状況について伝え、ていねいに対応することで、家族は安心感をもつことができます。

　このようなかかわりは家族との信頼関係の構築につながり、家族が、「（患者さんを）最期まで大切にしてもらえた」「（患者さんに）最期までよいケアを受けさせることができた」と思えることを助けると考えられます。

　そして、看取りが近い状況でも、家族ができるケアについて一緒に考え援助することは、家族に対する情緒的サポートにもつながります。

②患者さんの死後のケア（遺族ケア）

　患者さんが亡くなった直後（死亡確認）から、家族は患者さんの死という現実と向き合い、喪失の悲しみを体験していきます。残される家族にとって、臨終を告げられることが、喪失の痛みを癒していくプロセスの始まりとなります。看護師がかける言葉や死後の処置のありかたそのものが、家族に対するグリーフケアとなることを意識する必要があります。遺族ケアの種類と内容の例を、表4に示します。

表4 遺族ケアの種類と内容の例

ケアの種類	内容	具体例
情緒的サポート	遺族のさまざまな思い、悲しみ、怒り、自責の念、不安、孤独感などの心情に耳を傾ける	• 患者さんの死後、病棟へ挨拶に訪れた遺族の話への傾聴 • 手紙・ポストカードの送付や遺族への電話
道具的サポート	日常生活の問題（行動や事務処理、家事など）に対する直接的援助	• 葬儀など、一連の行事や事務処理などに対する身近な人の手助け（難しい場合には適宜関連業者などへつなぐ） • 遺族のニーズに対応可能なサービス（法律相談、料理教室など）の提案・活用
情報的サポート	悲嘆反応や悲嘆のプロセスについての知識の提供	• 死別体験に関する書籍・パンフレットの紹介 • サポートグループや行政による支援などの紹介
治療的介入	複雑性悲嘆、抑うつ、外傷性ストレス障害、不安障害、物質関連障害などに対する精神科的治療	• 精神科受診、遺族外来や個別／グループカウンセリングの利用の希望を確認し、適宜相談・紹介

坂口幸弘：悲嘆学入門－死別の悲しみを学ぶ. 昭和堂, 京都, 2010：121-123を参考に作成.

　また、悲しんだり怒りを覚えたりすることは正常な反応であることを、家族自身が知っておくことも重要です。状況に応じて、悲嘆反応に関する情報を提供することにより、自身の反応が異常でないと認識し、安心できる場合もあります。

　死別後に家族が活用できるサービス（例えば地域にある遺族外来や遺族会など）を紹介し、つらい気持ちになった場合などに相談できる場を伝えることも大切です。

　家族へのグリーフケアでは、**喪失を現実のものとし、故人がいなくても生活できるように支援する**ことが大きな目標となります。

　それぞれの人間関係に独自の意味があるように、悲しみの反応も、人それぞれです。患者さんの死が家族にとって何を意味するのか、家族と医療者がともに見つめることも、死に関して喪失する多くの事柄を考えるきっかけとなり得ます。

　まずは、家族との対話のときを積極的にもち、家族の思いをありのままに受け止め、その思いを理解しようとする姿勢でかかわりましょう。

　予期悲嘆へのケアから、さらには遺族ケアとしてつなげていけるよう意識し、家族へのグリーフケアの充実を図っていくことが大切です。

（前滝栄子）

引用文献
1) 瀬藤乃理子, 丸山総一郎：子どもとの死別と遺された家族のグリーフケア. 心身医学 2004；44（6）：395-405.
2) 坂口幸弘：悲嘆学入門-死別の悲しみを学ぶ. 昭和堂, 京都, 2010：119.
3) Aoyama M, Sakaguchi Y, Morita T et al. Factors associated with possible complicated grief and major depressive disorders. *Psycho-oncology* 2018; 27（3）：915-921.

参考文献
1) Neimeyer RA 編, 富田拓郎, 菊池安希子訳：喪失と悲嘆の心理療法－構成主義からみた意味の探究. 金剛出版, 東京, 2007.
2) Kessler BG：Bereavement and Personal Growth. *Journal of Humanistic Psychology* 1987: 27(2)；228-247.
3) 日本サイコオンコロジー学会, 日本がんサポーティブケア学会編：遺族ケアガイドライン2022年版. 金原出版, 東京, 2022：14-16.

エンゼルケア、エンゼルメイク（臨終後）

■ 遺体の経時的変化と扱いかた

遺体は、恒常性の停止により身体の状態を保持できないため、時間の経過とともにさまざまな変化が現れます（図1）。

生体反応がなくなり、体温、pH、電解質などを一定に保てないことで、細菌の増加を抑制できず、腐敗が進みます。

また、循環の停止によって血液（赤血球）が重力に抗えず、身体の下方に沈降し、蒼白化が生じます。

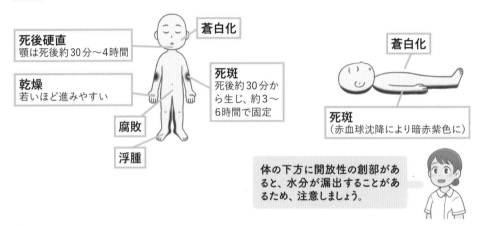

図1 遺体の経時的変化

蒼白化

死後硬直
顎は死後約30分～4時間

乾燥
若いほど進みやすい

腐敗

浮腫

死斑
死後約30分から生じ、約3～6時間で固定

蒼白化

死斑
（赤血球沈降により暗赤紫色に）

体の下方に開放性の創部があると、水分が漏出することがあるため、注意しましょう。

①死後硬直の対策

死後約30分から、死後硬直が始まります（表1）。

最初に顎の硬直から始まるため、口腔ケアや義歯の装着は早めに行いましょう。

表1 死後硬直

死からの経過時間	死後硬直の様子
約30分～4時間	顎の死後硬直が始まる
約7～8時間	四肢の死後硬直が始まる
約10～15時間	手足の指の死後硬直が始まる
約20～30時間	全身の死後硬直が最大になる

②腐敗対策

腐敗は、胸腔、腹腔、骨盤（腸管）など、体内から起こります。急死の場合は、死後の変化も急速に現れることがあるため、遺体のケアもすみやかに行う必要があります。

保冷剤を腹部・胸部に置き、大きい臓器や腸液、体液が腐敗しないように冷却します。体型に応じて、鼠径部や腋窩部を冷却することもあります。

③乾燥対策

死の直前には、経口摂取や輸液などによる水分補給が行われていないため、心停止後は皮膚の水分が欠乏し、乾燥が進みます。乾燥が進行すると、**茶褐色化や収縮、硬化、変形**につながるため、乾燥対策が必要です。

乾燥が進行しやすい部位は、顔部、前頸部、手背、指先です。特に、常に外気にさらされている顔部は乾燥が強く、そのなかでも耳朶、鼻翼、口唇、眼瞼、眼球、額、頬、顎先など突出している部分は、注意が必要です。

そのため、皮膚から水分が失われないよう、クリーム、オリーブオイル、ワセリンなどの**油分を塗布**します。特に、眼球や口唇には、早めに塗布しましょう。シャワー浴や清拭を行った後は、必ず顔に油分を塗布します。この後で解説するエンゼルメイク（p.112）でも、油分の多いクリームファンデーションを使用するとよいでしょう。

■ エンゼルケア

エンゼルケア（死後処置）には、死に至った患者さんや、患者さんの死に立ち会う家族に対して、これまでの看護の延長として、できる限りの援助を行うという意味があります。

目的としては、以下の4つにまとめられます。

①身体を清潔にし、死後の外観の変化を最小限にする
②遺体からの感染（傷み）を予防する
③家族の心のケア（家族へのグリーフケア）（p.106）
④看護師やケア提供者にとってのケアの区切り・グリーフケア（p.114）

死後も患者さんの存在を認め、家族の意向を尊重しながら、**患者さんの尊厳が保たれるように配慮すること**が大切です。こうした配慮は、家族が患者さんの死と向き合い、死を受容するための環境をつくることにもつながります。

実際に、エンゼルケアの研究において、ご遺体に行われたケアの内容や家族の体験について、「穏やかな表情にしてくれた」「亡くなった後でも生前と同じような配慮や扱いをしてくれた」「目や口を閉じるようにしてくれた」といったことが、家族にとっての満足度要因として同定されています[1]。

さらに、エンゼルケアは看護師自身にとっても看護の区切りとなり、今後の看護業務への糧とすることができます。

なお、日本で慣習的に行われてきたエンゼルケアの中には、エビデンスがなく現在は行われなくなってきたものもあります（表2）。

表2 現在は行われなくなっているエンゼルケア

行われなくなったケア	慣習的な意味	行われなくなった理由	行うケア
合掌：手を前で組むように紐やバンドで手首をしばる	悪霊が遺体に乗り移ったとき動き出すことを防ぐ	紐でしばると皮膚の損傷につながる	移送するときの落下予防としては、身体を布で覆った上からベルトで固定する
綿詰め：鼻や喉に綿を詰める	遺体の口から悪霊が侵入することを防ぐ	粘膜を傷つける恐れがある	腐敗予防としては、冷却を行う
顎バンド：顔のまわりに紐やバンドをつける	なし	バンドにより皮膚の損傷につながる	死後硬直が始まる前に口腔ケアを行い、顎の下にタオルを入れて口を閉じる

■ エンゼルメイク

　エンゼルメイクはエンゼルケアの一環であり、「死化粧」ともいわれます。**生前の面影を可能な範囲で取り戻すことを目的として行います。**

　メイクで失われた血色を補うことで、患者さんは穏やかな顔となります。顔は周囲の人の記憶のなかに存在するため、最期の顔が穏やかになると、家族や縁者の心を穏やかにすることにもつながります。

　また、患者さん自身では行うことができない整容を代わりにていねいに行うことで、家族の心の満足感にもつながります。看護師が一方的に行うのではなく、**家族の意向や希望に沿えるように、1つ1つの行為を家族に確認しながら、家族とともに実施すると**よいでしょう。

　基本的な手順を図2に示します。

図2 エンゼルメイクの手順

①必要物品を準備する
- エプロン、マスク、ガウン、手袋
- ビニール袋（ゴミ捨て用）
- ヘアピン
- 蒸しタオル
- クレンジング・マッサージクリーム
- 乳液
- ティッシュペーパー（折ったもの）
- エンゼルメイク用品
- 義歯、ヘアピース、髪飾り
- 美容用具（くし、ヘアブラシ、爪切り、電気ひげ剃りなど）

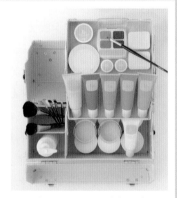

エンゼルメイク用品の例。発色がよく、顔色を整えるのに適しています。
尊体メイク剤　ID
（写真提供：株式会社素敬）

②クレンジングクリームを使って、汚れをやさしく取りのぞく

- 長期間安静にしていた患者さんは、洗顔ができず皮膚に汚れが付着していることがあるため、クレンジングクリームを使って落とす
- 蒸しタオルで顔を温めると、タンパク質や皮脂などを落としやすくなる
- 適量のクリームを手に取り、人肌に温めて伸びやすくしてから顔、耳、首に載せる
- 筋肉の走行を意識してマッサージをするように行うと、顔のこわばりがとれて穏やかな表情になる

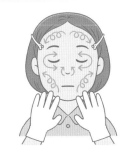

顔の中心から外側に向かって、ゆっくりとらせんを描きながらクリームを伸ばします。汚れが蓄積しがちな小鼻、耳は念入りに行いましょう。

③クレンジングクリームをティッシュペーパーで拭き取る

- 皮膚を傷つけないように、ティッシュペーパーで静かに押さえ、油分を吸収させる

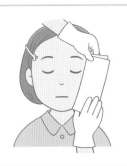

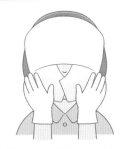

④蒸しタオルで顔を温めてから、乳液で保湿する

- 皮膚は急激に乾燥するので、十分な保湿を行う必要がある
- 蒸しタオルは冷たくなる前に外し、マッサージの方向に沿って顔を優しく拭く
- 手のひらに乳液（化粧水＋クリーム、化粧水＋乳液でも可）を取り、顔全体に塗布して保湿する

皮膚にタオルが接するように、手のひらで全体を静かに押さえます。

（林　ゑり子）

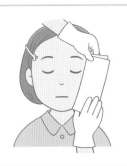

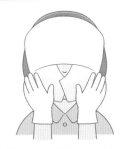

引用文献
1) 山脇道晴, 森田達也, 清原恵美, 他：ホスピス・緩和ケア病棟におけるご遺体へのケアに関する遺族の評価と評価に関する要因. *Palliative Care Research* 2015；10（2）：101-107.

参考文献
1) 宮下光令, 林ゑり子：看取りケア エビデンスとプラクティス. 死の臨床 2020；43（1）：24.

PART 3　場面別

看護師へのグリーフケア

看護師のグリーフ（悲嘆）とは

看護師は、日常的に患者さんの臨終や看取りの場面に遭遇し、患者さんの回復あるいは安らかな死を迎えるための支援をしています。そして、ケアを受ける人の苦しみに対峙し、かかわった患者さんを喪うことでのグリーフ（悲嘆）を経験します[1]。

看護師はケアの振り返りのなかで、何もできなかったのではないか、他にもできることがあったのでは、と不全感や無力感を抱くこともしばしばです。患者さんとのかかわりの深さ（複雑さ）が悲嘆に影響します。

デスカンファレンス

デスカンファレンスとは、亡くなった患者さんと家族のケアを振り返る取り組みです（図1）。その目的は、さまざまな場面からの振り返りを今後のケアに活かすことだけでなく、倫理的教育の場であり、亡くなった患者さんと家族のケアに関する葛藤の表出を促し、医療者の心の負担を軽くすることであるとも考えられています（図2）。

図1 デスカンファレンスの進め方

事前準備
- 開催日時の設定
- 取り上げる事例の選択
- テーマの決定
- 参加者の調整
- 情報の整理（デスカンファレンス前に記載し、全員が情報共有する）

開催
〈ファシリテーターの役割〉
- 今回のデスカンファレンスの目的、話し合いたい内容について説明する
- 発言者が偏らないように配慮する
- チームメンバー同士の話し合いを促す
- 意見の相違を歓迎する
- メンバーの発言を整理する
- 今後のケアに活かす内容について意見を集約する

図2 デスカンファレンスの効果

悲しみや迷いを胸の奥に封じ込めたまま次々に看取りに向き合っていれば、心が燃え尽きるのは時間の問題[2]

デスカンファレンスの効果
- 生前に患者さんが話していた言葉
- 家族からの感謝の言葉
- 同僚や他職種からのねぎらいの言葉

- 看取りのケアにおいて悲しむことを「しかたがない」と考える
- 「自分は何ができたんだろう」という無力感など、自分の感情を押し込んでしまう

同僚や他職種が同じような気持ちを抱いていることがわかったり、他者からの言葉に心が解け、「これでいいんだ」とまた向き合う活力を得ることができる

看護師が陥りやすい状態

ケアが必要な人の援助をしていると、その人の気持ちに寄り添うこと、共感的にふるまうことが要求されます。相手に満足してもらえれば達成感が得られますが、期待に応

えられないと疲れてしまいます。疲れてくると、日々相手の苦痛や悩みを聞いて共感しなければいけないことにいらだちを感じ、ゆううつになります。

　そして、ついには燃え尽き、相手の顔を見るのが嫌になったり、相手の感情を無視した行動をとったり、仕事に意味を感じなくなってしまうことがあります。

　これらに対処する方法として、セルフコンパッション、マインドフルネスや、レジリエンスを高めることなどが活用されています。

①セルフコンパッション

　セルフコンパッションとは、**他の人を思いやるように、自分のことを思いやる**という考えかたです。米国・テキサス大学の心理学者ネフなどにより、英語圏を中心に発展・研究が進んでおり[3]、セルフコンパッションをよく実践している人ほど、不安や抑うつの程度が低い傾向にあることが明らかになっています[4]。

　セルフコンパッションを実践するには、積極的に自分に対して心を開いて弱さを理解し、自分が抱えている痛みがやわらぐように行動します。自分が完璧ではないことを個人的な問題として抱え込むのではなく、人として共通の経験として認識することで、広い視野でとらえることができるようになります。

②マインドフルネス

　マインドフルネスとは、**一瞬一瞬生じてくる感覚・思考・感情を、判断することなく、ただ生じてきたものとして気づくこと**をいいます。マインドフルネスは、ストレス軽減、身体症状の緩和、集中力・生産性向上に役立つことがわかっています。

　看護師のバーンアウトを軽減するための介入策に関するシステマティックレビューやメタアナリシスでは、個人に焦点を当てた介入（認知療法、瞑想、ヨガなど）、構造的または組織的介入（仕事量調節またはスケジュールローテーション、ストレス管理トレーニングプログラムなど）、複合介入（ストレス管理および回復力トレーニング、ストレス管理ワークショップ、個人トレーニングによる同僚との交流改善）などが広く評価されています[5]。

③レジリエンス

　レジリエンスはもともと、「変形されたものが元の形に戻る復元力や弾力性」という意味の言葉です。そこから、**困難で脅威を与えるような状況を経験したにもかかわらず適応する過程や能力、結果のこと**をレジリエンスというようになりました。

　レジリエンスを高める要因として、自己発見の機会を高めること、自分に対してポジティブな認知をもつこと、事実を全体像でみること、自分自身を大切にすること[6]が挙げられます。仲間とともに語ること、自分への思いやりを示すこと、今この瞬間の受け入れとともにある気づきを感じることで、適応する力が得られると考えます。

（關本翌子）

引用文献
1） 小林珠実：看護師のグリーフ（悲嘆）アセスメントとケア. がん看護 2015；20（2）：299-302.
2） 和田浄史：「ケアのやりがい」につながるデスカンファレンス デスカンファレンスを続けていくために必要なこと. オンコロジーナース 2017；10（3）：2-7.
3） 岸本早苗：セルフコンパッションとマインドフルネス. 看護管理 2020；30（11）：970-977.
4） Leary MR, Hoyle RH, ed. Handbook of individual differences in social behavior. Guilford Press, New York, 2009；561-573.
5） Zhang XJ, Song Y, Jiang T. Interventions to reduce burnout of physicians and nurses：An overview of systematic reviews and meta-analyses. *Medicine(Baltimore)* 2020；99(26)：1097.
6） 上野雄己：レジリエンス介入の試み. 小塩真司, 平野真理, 上野雄己編著, レジリエンスの心理学－社会をよりよく生きるために. 金子書房, 東京, 2021：64-65.

コラム

研究会への参加 「私の礎（いしずえ）となるもの」

　私が、患者さんの死やEnd of Lifeケアに関して悩んでいるときに、いつもそばにあり、モチベーションを上げてくれる存在が「NPO法人ホスピスケア研究会」です。この研究会の歴史は古く、1987年7月に銀座の小さな事務所に有志の看護師が集まり、ホスピスケアの普及を目的に、自発的な活動体として発足しました。

　「がん患者さんとご家族が自分らしく生きるための支援」を中心に、年4回の定例研究会では、その時代のトピックスや会員のニーズからテーマを選び、名だたる講師に来ていただいています。

　テーマは最新の症状マネジメント、分子標的薬や免疫チェックポイント阻害薬の知識、高度先駆的な治療や家族形態の変化がもたらす倫理的課題、AYA（Adolescent＆Young Adult：思春期・若年成人）世代から高齢者まで生涯にわたるケア、併存疾患の問題も含めた非がんの緩和ケアなど、多岐にわたります。

　変えてはならないホスピスマインドの情熱をもち、ディスカッションできる場を設け、定例研究会は170回を超えました。

　研究会のもう1つの事業「がんを知って歩む会」は、アメリカで開発された"I Can Cope Program"を、日本の状況に合わせてつくったプログラムで、1994年から続けています。病期も部位も治療の過程もさまざまな参加者が、がんについて学び、自己の経験を吐露することで、さらにグループダイナミクスが作用し、自らの感情に気づき、お互いに支え合う関係を短時間で築く過程に驚嘆させられます。

　「人ってすごいな。生きるってすごいな」と気がつくことで、ボランティアとして参加している自分が、何度も成長させてもらっていると感じています。参加を通して、人前で小芝居や漫談を行うことへの抵抗もなくなり、レクチャーではなく、その場に合わせて参加者の言葉を引き出すことの大切さを知りました。

　患者さんのケアやチームメンバーとの関係に悩んでいたときに答えを引き出してくれた諸先輩たちに感謝し、これからもその背中を追い続けます。同じ志をもつ仲間たちと歩めるこの研究会が、私の礎となっています。

（關本翌子）

PART

4

疾患別

疾患に応じた
End of Lifeケア

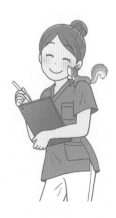

1 がん

がんの特徴

　がんの患者さんは、何らかの症状を自覚したり、検診で異常を指摘されたりして医療機関を受診し、採血やCT（computed tomogramphy；コンピューター断層撮影）やMRI（magnetic resonance imaging；磁気共鳴画像）などの画像検査、病理検査の結果をもとに診断を受けます。多くの場合、がん告知と治療の提案は外来で行われ、患者さんは不安を抱え、聞きなれない医療用語にとまどいながら、短時間で治療の選択をしなくてはならない状況に置かれます。

　治療は、手術、がん薬物療法、放射線治療を組み合わせた集学的治療を行います。こうした治療は、短期入院と外来での治療が中心となります。早期発見や医療技術の進歩に伴い、がん全体の生存率は延びてきていますが、治療後に再発や転移が見つかることもあります。その後、End of Lifeを経て、死を迎えることとなります。

　私たちが出会うがん患者さんは、こうしたがんの経過のどこにいるのか、どのような経過をたどってきたのか、そして、今後はどのような経過をたどる可能性があるのかをイメージしながら（図1）、目の前にいるがん患者さんの思いに耳を傾け、看護を提供していくことが大切です。

図1　がん患者さんの臨床経過

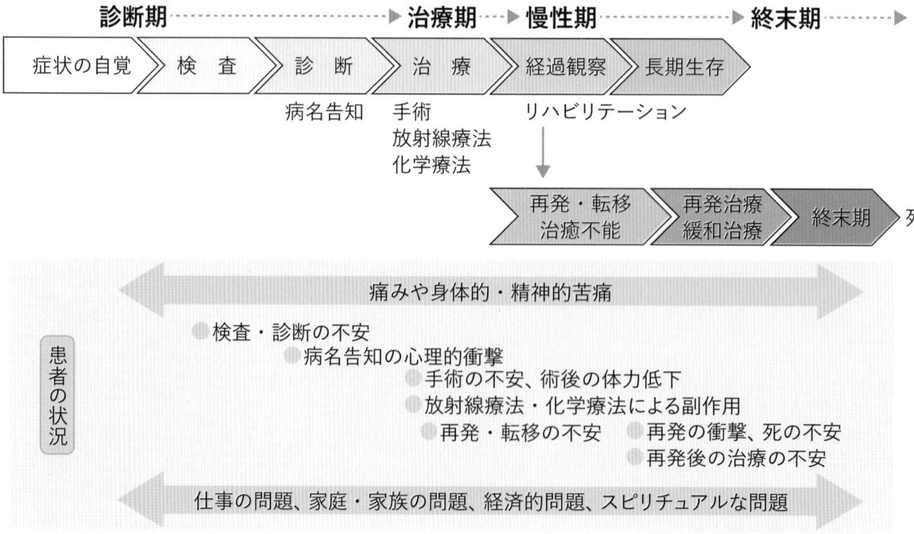

宮下光令編：ナーシング・グラフィカ 成人看護学6 緩和ケア 第3版, メディカ出版, 大阪, 2022：20. より転載

看取りに向かう変化とアセスメント

　がんの患者さんが亡くなるまでの期間に、どのような症状の変化があるのかをとらえておくことも大切です。

肺がんや肺転移などによる呼吸器症状の変化

　はじめは呼吸の苦しさに合わせて日常生活や会話を調節していても、次第に安静時にも呼吸困難（p.164）が出現するようになります。その後、短い週単位で状態が悪化していきます（図2）。これまで行えていたことができなくなったり、安静にしていても苦しさを感じるようになったりすると、**低酸素血症が起こり、身体機能を維持することが困難**となって、急激な状態悪化につながることが多くみられます。なかには肺炎などの感染症を合併し、急激に悪化する場合もあります。

図2　呼吸困難に伴う状態の変化

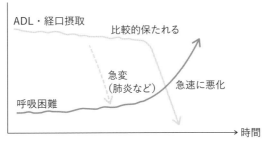

森田達也, 木澤義之, 梅田恵, 他編：3ステップ実践緩和ケア 第2版. 青海社, 東京, 2018：9. より転載

肝臓がんや肝転移などによる肝機能低下に伴う変化

　肝機能低下に伴い、肝性脳症に伴う意識障害が出現します。また一部の患者さんでは一過性に過活動型せん妄が出現し、その後は、徐々に意識状態が低下していくことが多くみられます（図3）。

　意識状態の低下に伴い、ベッド上の生活となり、経口摂取も難しくなっていきます。なかには出血や肺炎などの感染症が出現し、急激に状態が悪化することもあります。

図3　肝機能低下に伴う状態の変化

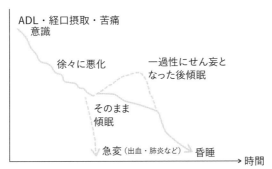

森田達也, 木澤義之, 梅田恵, 他編：3ステップ実践緩和ケア 第2版. 青海社, 東京, 2018：10. より転載

■ 消化器がんや消化管閉塞などによる消化器症状の変化

　消化器症状の出現に伴い、比較的早期から経口摂取が難しくなります。そのため、CV（central venous；中心静脈）ポートなどを挿入して高カロリー輸液を行うことも多くみられます。

　しかし、がんの進行に伴い悪液質となり、浮腫や腹水、胸水などの症状が出現してきます。また、一部の患者さんでは消化管からの出血や穿孔、感染症を発症し、急激に状態が悪化することもあります（図4）。

図4　消化器症状に伴う状態の変化

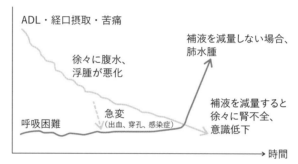

森田達也, 木澤義之, 梅田恵, 他編：3ステップ実践緩和ケア 第2版. 青海社, 東京, 2018：10. より転載

疾患に応じた治療と対処

　がんの病態やこれまでの治療経過をもとに、身体的苦痛、精神的苦痛、社会的苦痛（p.76）、スピリチュアルペイン（p.71）を全人的苦痛（p.18）としてとらえ、苦痛緩和を行います。これらの苦痛は単独で存在することもありますが、多くの場合はお互いに影響し合いながら存在します。

　また、これまで行ってきた治療の副作用が残存している場合もあります。苦痛緩和を行うためには、これまで使用した抗がん剤の種類やその副作用を確認しながら、患者さんが体験している苦痛をていねいにアセスメントすることが重要です。

　アセスメントをもとに多職種で話し合い、苦痛緩和のための薬剤の使用や効果の検討、療養環境の調整を行い、あわせてこれまで行ってきた検査や処置、バイタルサインの測定回数や方法も見直していきます。

ケアの実践

　がん患者さんのEnd of Lifeにおけるケアの中心は、以下の2点に大別されます。

> ・身体的・精神的・社会的・スピリチュアルの視点で包括的にアセスメントし、ケアにつなげる
> ・患者さんの価値観に基づき、意思決定支援と家族ケアを行う

■ 身体的・精神的・社会的・スピリチュアルの視点で包括的にアセスメントし、ケアにつなげる

患者さんの苦痛症状を包括的にとらえるためのツールとして、「生活のしやすさに関する質問表」（図5）があります。

患者さんは、苦痛をどのように表現したらよいのか悩んだり、がまんすべきものだと思い込んだりするため、苦痛について話さないこともあります。また、医療者の客観的評価は、患者さんの身体的・精神的苦痛を過小評価しやすいともいわれています。

そのため、こうした客観的なアセスメントツールを用いることは、患者さんとのコミュニケーションを促進し、患者さんが体験している身体的苦痛、精神的苦痛、社会的苦痛、スピリチュアルペインを全人的にとらえることを助けてくれます。

図5 生活のしやすさに関する質問票

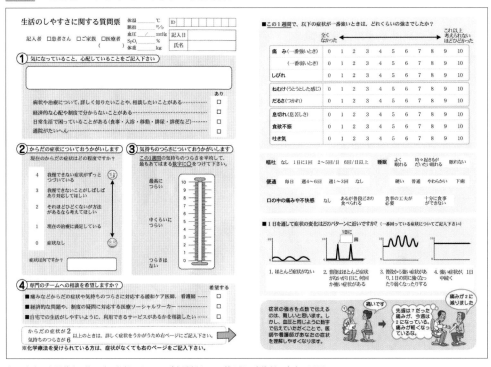

森田達也, 木澤義之, 梅田恵, 他編：3ステップ実践緩和ケア 第2版. 青海社, 東京, 2018.
（パンフレット02 生活のしやすさに関する質問票）より転載

PART 4 疾患別

患者さんの価値観に基づき、意思決定支援と家族ケアを行う

患者さんがどのような治療やケアを望んでいるのか、意識のあるうちから、患者さんと患者さんの代理意思決定者、医療者とともに話し合いを行うACP（アドバンス・ケア・プランニング、p.30）を実施していきます。

こうした話し合いが大切であると理解していても、医療者側にも、「こんな話をしたら患者さんを傷つけてしまうのではないか」「どのように話を切り出したらよいのか」といった不安があると思います。ACPを行うことが患者さんにとって害にならないかを確認し、配慮しながら進めていきます。

医師がCTなどの画像検査結果を説明する機会や、家族を呼んで病状や治療方針を説明する機会に同席し、その後、医師からの説明をどのように理解したのか、どのようなことが気がかりになっているのかを尋ねてみるのもよいでしょう。

また、このような話をするなかで、どのようなことが今の楽しみや生きがいになっているのかなども聞いてみると、患者さんが人生のなかで大切にしていることが、少しずつみえてきます。

延命処置や点滴などの医療処置や、療養の場などに関する患者さんの意向について、患者さんの価値観や人生観にもひもづけながら繰り返し話し合い、その内容を記録に残していくことが大切です。

こうした話し合いを早い時期から行っていくことは、患者さんのEnd of LifeにおけるQOLを向上させ、遺族の悲嘆や抑うつなどの精神症状を減らすことがこれまでの研究で明らかになっています[1]。

アドバイス

看取りが近づくにつれ、「患者さんがこれからどうなっていくのか」「苦しまずに最期を迎えることができるだろうか」などと、家族の不安は増していきます。これまであまり経験したことのない大切な人の死と、どのように向き合っていったらよいのかのイメージをもつためには、看取りのパンフレット（図6）が役立ちます。

このパンフレットには、亡くなる1週間前ごろから生じる意識や呼吸、血圧の変化や、症状をやわらげるための工夫、家族ができることなどがイラストを用いてわかりやすく記載されています。家族の気持ちに配慮しながら、パンフレットを一緒に確認し、患者さんへのケアについての相談や説明を行っていくことで、家族の不安をやわらげ、穏やかな看取りにつなげることができます。

図6 看取りのパンフレット

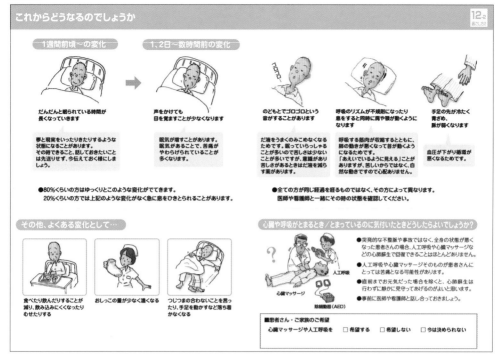

森田達也, 木澤義之, 梅田恵, 他編：3ステップ実践緩和ケア 第2版. 青海社, 東京, 2018.
（パンフレット 17 死が近づいたときのパンフレット）より転載

（波多江　優）

引用文献

1）Yamaguchi T, Maeda I, Hatano Y, et al. Effects of end-of-life discussions on the mental health of bereaved family members and quality of patient death and care. *Journal of pain and symptom management*. 2017; 54 （1）: 17-26.e1.

心不全

心不全の特徴

　心不全は、「なんらかの心臓機能障害、すなわち、心臓に器質的および/あるいは機能的異常が生じて心ポンプ機能の代償機転が破綻した結果、呼吸困難・倦怠感や浮腫が出現し、それに伴い運動耐容能が低下する臨床症候群」[1]と定義づけられています。

　高齢化に伴い、心不全患者さんは年々増加しています。日本人の死因では、がんに次ぎ、第2位は心疾患であり、心疾患のなかで最も多い死因が心不全です。また、心不全の患者さんの5年生存率は50％と予後不良ですが、非医療者には知られていない現状があります。

　そのため、日本循環器学会と日本心不全学会は、2017年に以下のような一般向けの定義を発表しています。

> 心不全とは、心臓が悪いために、息切れやむくみが起こり、だんだん悪くなり、生命を縮める病気です。

日本循環器学会、日本心不全学会：「心不全の定義」について. 2017. より引用
https://www.j-circ.or.jp/five_year/teigi_qa.pdf（2023.06.01アクセス）

　心不全も生命を脅かす疾患であり、患者さんはさまざまな苦痛を抱えるため（図1）、緩和ケアが必要です。

図1　心不全の症状と苦痛

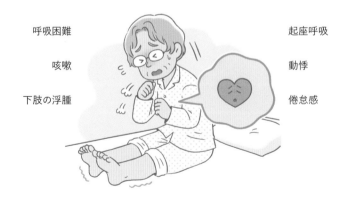

呼吸困難　　　　　　　　　　　　　　　起座呼吸

咳嗽　　　　　　　　　　　　　　　　　動悸

下肢の浮腫　　　　　　　　　　　　　　倦怠感

看取りに向かう変化とアセスメント

心不全は、以下の４つのステージに分類されます。

ステージＡ：器質的心疾患のないリスクステージ
ステージＢ：器質的心疾患のあるリスクステージ
ステージＣ：心不全ステージ
ステージＤ：治療抵抗性心不全ステージ

ステージは時間とともに不可逆的に進行します。心不全は増悪と寛解を繰り返す特徴があり、ステージＣからは入退院を繰り返し、最善の治療を提供されているにもかかわらず症状が改善しないステージＤに移行していきます（図２）。

図2　心不全とそのリスクの進展ステージ

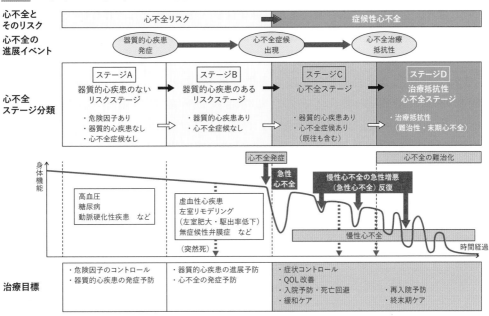

厚生労働省第4回心血管疾患に係るワーキンググループ：心血管疾患の医療提供体制のイメージ.
https://www.mhlw.go.jp/file/05-Shingikai-10901000-Kenkoukyoku-Soumuka/0000165484.pdf（2023.06.1.アクセス）
日本循環器学会：急性・慢性心不全診療ガイドライン（2017年改訂版）. より引用
http://www.j-circ.or.jp/guideline/pdf/JCS2017_tsutsui_h.pdf（2023.06.1.アクセス）

心不全初期は入院加療すると症状が改善し、ADLも低下しないことがほとんどですが、病期の進行に伴い、症状は改善しなくなり、身体機能も低下していきます。

心不全の末期には呼吸困難（p.164）、倦怠感（p.210）、痛み（p.150）、不安・抑うつ（p.192）、食欲不振（p.173）など多様な症状を示しますが、がんと比較して症状緩和が不十分なまま最期を迎えているという現状があります。そのため、患者さんがどのような症状を体験しているのかを知り、苦痛の原因をアセスメントして症状を緩和する必要があります。

疾患に応じた治療と対処

心不全の治療は、それぞれのステージ、原因疾患をふまえて進められます。

まず、心不全に対する治療が適切に行われているのか評価します。また、心不全の場合、強心薬や利尿薬などの投与が症状緩和にもつながるため、最期まで治療は続けられます。

病態改善を目的とした治療も強化されますが、病状の進行とともに、強心薬や利尿薬の投与など、症状緩和を目的とした治療の割合が増えていきます（図3）。しかし、病態改善を目的とした治療が減らされるわけではありません。

末期には**呼吸困難**が高頻度でみられ、非侵襲的陽圧換気療法（NPPV：non-invasive positive pressure ventilation）により緩和が期待できます。また、オピオイドが有効であることも報告されています[1]。腸管浮腫などにより経口摂取が難しいこともあるため、オピオイドは皮下注射で投与されることが多くなっています。投与量については、がんと比較すると少量でも効果があるといわれています。

オピオイドを使用しても呼吸困難が強い場合や、身の置きどころのない倦怠感が続くときには、鎮静薬の使用も考慮されます。鎮静薬使用の妥当性や薬剤投与の方法については、多職種で話し合うことが必要です。

また、心不全の患者さんは、植込み型除細動器（ICD：implantable cardioverter defibrillator）や両室ペーシング機能付き植込み型除細動器（CRTD：cardiac resynchronization therapy defibrillator）を植込んでいることもあります。**心不全末期には不整脈がみられることも多く**、その際に除細動器が頻繁に作動して身体的苦痛、精神的苦痛が増すことがあるといわれています。そのため、心肺停止時に蘇生処置を希望しないDNAR（Do Not Attempt Resuscitation）などの場合は、除細動機能の停止についても話し合いが必要になります。

図3 心不全の治療と症状緩和

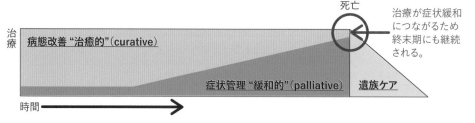

Gibbs JSR, McCoy ASM, Gibbs LME, et al. Living with and dying from heart failure: the role of palliative care. *Heart* 2002; 88 Suppl 2: ii36–ii39.

ケアの実践

苦痛緩和

　心不全も、がんと同様に全人的苦痛の緩和が必要です。前述のとおり、心不全では治療が症状緩和につながるため、点滴が継続されていることも多くあります。適切な点滴管理に加え、症状緩和のためのケアを提供します。

　呼吸困難（p.164）が強くみられる場合には、薬剤使用の検討以外で看護師ができることとして、酸素の投与や、患者さんと相談しながらファウラー位など安楽な体位をとってもらうこと、送風機の活用などがあります。

　倦怠感（p.210）には、患者さんがリラックスできるように環境を整え、マッサージを行ったり、患者さんと相談をしながら、できる範囲でリハビリテーションを行います。最期だからリハビリテーションは中止するのではなく、リハビリテーションの継続が患者さんの身体的苦痛・精神的苦痛の緩和につながることが多くあります。

　末期は腎不全を合併することが多いので、利尿の低下から体液が貯留し、浮腫（p.204）が増強して、皮膚を損傷しやすくなります。保湿などのスキンケアを行い、不要な圧迫がないように注意します。体位変換時にも、皮膚損傷がないか注意して確認しましょう。

意思決定支援

　心不全の患者さんは、増悪と寛解を繰り返して最期を迎えるという特徴があります。症状が強くなっても入院加療するとよくなることを体験していることから、病期の進行を受け入れられないこともよくあります。それは家族も同様です。

　場合によっては、医療者も「また、よくなるだろう」と思っているときもあります。医療者は多職種で患者さんの病態・病期について話し合い、情報を共有しましょう。

　また、疾患や今後の治療、療養に関する患者さん・家族の思いを聴き、受け入れの状況を確認します。必要時は、病状について医師から説明してもらい、看護師からも、わかりやすい言葉を用いて補足説明を行います。

　患者さん・家族が望む療養生活を送ることができるよう、多職種で協働しながら支援を行っていきます。

病期に応じた生活支援

　心不全の患者さんは、塩分過多や過活動が心不全を増悪させるので、再入院予防のため減塩や活動制限を行い、体重が増加すれば早期に受診するように指導されます。時には、趣味や仕事も制限され、好きなものも食べられず、生活スタイルを変えることを余儀なくされます。

　しかし、病期の進行に伴い、悪液質（カヘキシー、p.181）によって体重が減っていきます。心不全は増悪と寛解を繰り返すため、医療者も「また、よくなるかもしれない」と期待し、制限をゆるめることができずに最期を迎えてしまうということもよくあります。体重の変化や筋肉量を長い経過をみて評価し、減塩や活動制限が本当に必要かを判

断することが大切です。

■ 療養場所に関する支援

　心不全患者さんは、治療の継続が症状緩和につながることもあり、強心薬の点滴が外せないこともよくあります。また、トルバプタン（利尿薬）やDOAC（direct oral anticoagulant: 直接経口抗凝固薬）など高額な薬剤を内服していることも多く、療養病床への転院や施設への入所が難しいことが多くあります。

　在宅療養の継続を希望している場合も、強心薬を在宅で継続することは難しく、心不全患者さんのオピオイドの投与や鎮静薬の使用がまだ不慣れな地域もあります。患者さん・家族が希望する場所で療養するためには、病院内だけではなく、患者さんにかかわるすべてのスタッフが入院早期から相談し合い、支援していく必要があります。

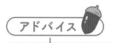

　心不全においては、「積極的な治療をしない」という状況であっても、症状緩和にもつながる強心薬や利尿薬を使用することは多くあります。最期だと思われた患者さんが治療を強化することにより改善することもあるため、不確実性が存在する前提で、症状緩和、意思決定支援のためのケアを提供していく必要があります。患者さんの状態をみながら、そのつど、多職種で話し合いを行うことが重要です。

（田中奈緒子）

引用文献

1) 日本循環器学会, 日本心不全学会：急性・慢性心不全診療ガイドライン（2017年改訂版）. https://www.j-circ.or.jp/cms/wp-content/uploads/2017/06/JCS2017_tsutsui_h.pdf（2023.6.1.アクセス）.

参考文献

1) 大石醒悟, 高田弥寿子, 竹原歩, 他編：心不全の緩和ケア－心不全患者の人生に寄り添う医療 改訂2版. 南山堂, 東京, 2020.
2) 若林留美編：多職種・地域連携で心不全パンデミックに備える－2025年に向けて押さえておきたいポイント. 看護技術 2022：68（12）.

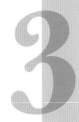

腎不全

腎不全の特徴

　腎不全とは「さまざまな原因により、腎臓の機能が低下した状態」のことです。感染症などによる急性腎不全と、慢性腎臓病（CKD：chronic kidney disease）による慢性腎不全に分かれますが、本項では後者のEnd of Lifeについて述べていきます。

　慢性腎臓病の重症度分類を表1に示します。「タンパク尿あるいはGFR＜60mL/分/1.73m^{2}が3か月以上続く」場合に慢性腎臓病と診断されます。慢性腎臓病があると心筋梗塞などの心血管疾患のリスクが1.4〜1.9倍に上昇します[1]が、症状として出現しにくく尿検査や採血を実施しないと発見できないため、早期発見が重要な疾患といえます。

表1　CGA分類　CKDの重症度分類（CKD診療ガイド2012）

原疾患	蛋白尿区分		A1	A2	A3
糖尿病	尿アルブミン定量（mg/日）尿アルブミン/Cr比（mg/gCr）		正常	微量アルブミン尿	顕性アルブミン尿
			30未満	30〜299	300以上
高血圧胃炎多発性嚢胞腎移植腎不明その他	尿蛋白定量（g/日）		正常	軽度蛋白尿	高度蛋白尿
	尿蛋白/Cr比（g/gCr）		0.15未満	0.15〜0.49	0.50以上
GFR区分（mL/分/1.73m^2）	G1	正常または高値	≧90		
	G2	正常または軽度低下	60〜89		
	G3a	軽度〜中等度低下	45〜59		
	G3b	中等度〜高度低下	30〜44		
	G4	高度低下	15〜29		
	G5	末期腎不全（ESKD）	＜15		

重症度は原疾患・GFR区分・蛋白尿区分を合わせたステージにより評価する。CKDの重症度は死亡、末期腎不全、心血管死発症のリスクを緑■のステージを基準に、黄　、オレンジ■、赤■の順にステージが上昇するほどリスクは上昇する。

（KDIGO CKD guideline 2012を日本人用に改変）

注：わが国の保険診療では、アルブミン尿の定量測定は、糖尿病または糖尿病性早期腎症であって微量アルブミン尿を疑う患者に対し、3か月に1回に限り認められている。糖尿病において、尿定性で1＋以上の明らかな尿蛋白を認める場合は尿アルブミン測定は保険で認められていないため、治療効果を評価するために定量検査を行う場合は尿蛋白定量を検討する。

日本腎臓学会編：エビデンスに基づくCKD診療ガイドライン2018. 東京医学社, 東京, 2018：3. より転載

看取りに向かう変化とアセスメント

　前述のように、慢性腎臓病による腎不全は初期には症状が出現しづらいため、特に支障なく日常生活を送ることができます。しかし、末期腎不全（ESKD：end stage kidney disease）となってくると、水分や老廃物を体外へ捨てる、あるいは捨てないように回収する機能、いくつかのホルモンをつくる機能が低下し、図1のような病態・症状が出現します。これらを総称して尿毒症といい、薬物療法の他、血液透析が治療の選択肢となってきます。

図1 尿毒症の症状

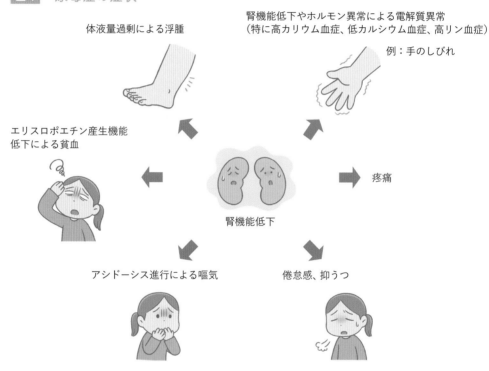

体液量過剰による浮腫

腎機能低下やホルモン異常による電解質異常
（特に高カリウム血症、低カルシウム血症、高リン血症）

例：手のしびれ

エリスロポエチン産生機能
低下による貧血

腎機能低下

疼痛

アシドーシス進行による嘔気

倦怠感、抑うつ

　体液量が過剰になってくると血圧が上昇し体重が増加してくるため、日常的に同じタイミングでの測定と記録を行うことで適切なアセスメントが可能です。また慢性腎臓病による腎不全状態にある患者さんは、通常、定期的に医療機関を受診して採血していることが多いので、その結果をみることで、電解質異常や貧血をアセスメントできます。もし結果が見当たらない場合は、上記のような症状や、今までできていたADLに支障をきたすような症状が出現することで気づくことができます。

　徐々にADLが低下していき、生活のなかに制限が多く発生するため、生きがいや楽しみ、喜びの喪失につながりやすく、本人だけでなく家族もつらい思いをします。身体面のアセスメントだけでなく精神面のアセスメントも重要であり、ADLが低下してきてもQOLを損なわないように多面的なかかわりを行う必要があります。

疾患に応じた治療と対処

薬物療法や食事制限（特に塩分、タンパク質）を行いますが、十分な治療を行っても GFR＜15mL/分/1.73m^{2}となる場合（遅くともGFR＜2mL/分/1.73m^{2}となる前に）透析を導入すべきとされています[2]。しかし、75歳以上で透析を導入した場合、1年死亡率は41％というデータ[3]や、80歳以上で透析を導入しても生命予後は改善しなかったというデータ[4]もあり、**透析導入にあたってはメリットとデメリットを十分に考える時間と、話し合う機会が確保されるべきです。**

詳細は日本透析医学会から『透析の開始と継続に関する意思決定プロセスについての提言』[5]が発表されており、誰でも閲覧可能ですので、そちらを参照してください。

透析には**血液透析、腹膜透析**の2種類があります。双方にメリットとデメリットがあるため、患者さんや家族の状況や病状に応じてどちらが望ましいか、主治医と連携して話し合い、考え続ける過程が重要となります。

血液透析と腹膜透析の違いについて表2にまとめます。

表2 血液透析と腹膜透析の違い

	血液透析 （HD：hemodialysis）	腹膜透析 （PD：peritoneal dialysis）
治療場所	医療機関	自宅、職場など
操作を行う人	医療者	患者さん、家族
通院頻度	週3回	月2回
食事制限	厳格	比較的ゆるやか
心臓への負担	大	小
耐用年数	長いと数十年	10年前後
手術	シャント造設術	腹腔内カテーテル留置術
イメージ		

ケアの実践

■ 薬物療法

基本的には薬物投与によって苦痛となる症状を緩和・予防していくことになりますが、End of Lifeになると内服自体がかなりつらい状況になってきますので、普段の様子をみて剤形の変更や減薬を医師に提案していきましょう。

■ 非薬物療法

疼痛に対してはマッサージ（p.162）やポジショニング、呼吸困難に対してはうちわや扇風機などを用いた顔面への送風（p.166）、悪心・嘔吐に対しては要因の除去（人によっては食事そのものやにおいが引き金になることもあります）やアロマセラピーなどが挙げられます（p.179）。

入浴が好きな患者さんであれば、体力が許す範囲で入浴してもらうことも、よい選択肢となります。

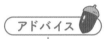
アドバイス

透析を導入するかしないか、あるいは今まで実施してきた透析を差し控えるかどうかの判断は非常に難しく、患者さん本人と家族に判断をゆだねるのは酷なことがしばしばあります。決められないことは珍しくないと思います。

その場合、「決めてください」と一任するよりは、「○○さんの性格的には、これは嫌じゃないかなと思うのですがどうでしょうか」「そういえば以前こんなことを言っていました」など、今までのかかわりのなかで培った関係性のなかで患者さん本人や家族の価値観や性格に沿うかたちでのかかわりが重要となります。表現やタイミングは千差万別ですが、重要なことは「一緒に悩むこと、考えること」です。

（片岡侑史）

引用文献

1) Ninomiya T, Kiyohara Y, Kubo M, et al. Chronic kidney disease and cardiovascular disease in a general Japanese population: the Hisayama Study. *Kidney international*. 2005; 68(1) : 228-236.
2) 日本透析医学会：維持血液透析ガイドライン－血液透析導入. 日本透析医学会誌 2013; 46（12）: 1107-1155.
3) O'Connor NR, Kumar P. Conservative management of end-stage renal disease without dialysis: a systematic review. *Journal of palliative medicine* 2012; 15(2) : 228-235.
4) Verberne WR, Geers ABMT, Jellema WT, et al. Comparative Survival among Older Adults with Advanced Kidney Disease Managed Conservatively Versus with Dialysis. *Clinical journal of the American Society of Nephrology* 2016; 11(4) : 633-640.
5) 透析の開始と継続に関する意思決定プロセスについての提言作成委員会：透析の開始と継続に関する意思決定プロセスについての提言. 日本透析医学会誌 2020；53（4）：173-217.
https://www.jsdt.or.jp/dialysis/2094.html（2023.6.1.アクセス）

肝不全

肝不全の特徴

　肝臓は、体内最大の代謝器官で、免疫細胞が集まっており、細網内皮系が存在します。このことから、自己防御機構の中心でもあり、生命維持に不可欠な臓器です。そのため、肝不全は他の臓器に多大な影響を与え、しばしば多臓器不全へと進展するきわめて重篤な疾患となります。

　肝不全に至る疾患は、非がんの肝疾患、悪性腫瘍ともに多岐にわたります。本項では、肝不全の診断から治療、症状緩和の視点からみた重要な点を実臨床に沿って概説します。

看取りに向かう変化とアセスメント

　肝不全の主な合併症として、黄疸、腹水、肝性脳症、食道静脈瘤があります（図1）。その他、低血糖、皮下出血、易出血性なども認められます。

図1 肝不全の主な合併症の発症メカニズム

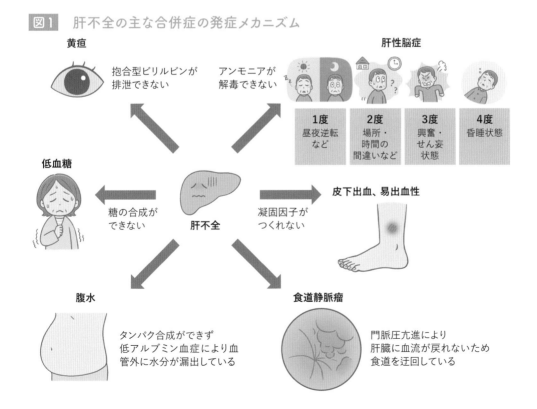

黄疸
抱合型ビリルビンが排泄できない

肝性脳症
アンモニアが解毒できない

1度	2度	3度	4度
昼夜逆転など	場所・時間の間違いなど	興奮・せん妄状態	昏睡状態

低血糖
糖の合成ができない

肝不全

皮下出血、易出血性
凝固因子がつくれない

腹水
タンパク合成ができず低アルブミン血症により血管外に水分が漏出している

食道静脈瘤
門脈圧亢進により肝臓に血流が戻れないため食道を迂回している

　そのなかでも看取りに向かう変化として多くみられるのは、黄疸による倦怠感、腹水による腹部膨満感、低アルブミン血症による下腿浮腫、肝性脳症による意識障害や認知機能の低下、低血糖症状です。これらの症状は身体所見で判断することができるため、患者さんに対する視診、触診が非常に重要になります。

　また、End of Lifeでよくみられるのは、肝転移が肝臓のほとんどを占めることによる肝不全です。その場合、肝被膜伸展による内臓痛や上腹部の圧迫感、肝臓が腫大することで胃を圧排し、悪心・嘔吐をきたすsquashed stomach syndromeが生じます。

　そのため、NRS（numerical rating scale；数値的評価スケール）を用いた疼痛の主観的な疼痛評価を行うとともに、視診や触診で上腹部の圧痛や膨満の有無を診察することが重要です。あわせて、画像所見で肝臓の転移が大きい場合かつ悪心・嘔吐を認める場合は、胃や十二指腸が圧迫されていないかを鑑別に入れることも重要になります。

疾患に応じた治療と対処

　看取りに向かう肝不全に対する症状マネジメントの基本は、患者さんの苦痛が表出したときから始まると考えます。しかしながら、肝不全ではどのような症状が出るのか患者さんや家族が知らないことも多いため、まずは症状（表1）について説明したうえで、本人の訴えを聴くことが重要です。

表1　肝不全の症状と対処方法

黄疸によるかゆみや倦怠感	• かゆみについては、皮膚の保湿、清潔を保ち、抗ヒスタミン薬やナルフラフィン塩酸塩の内服が有効 • 倦怠感については、ステロイドが有効であるといわれているが個人差があり、効果がない場合はすみやかに中止するほうがよい
腹水による腹部膨満 （p.184）	• 利尿薬（フロセミドやスピロノラクトン）、腹水穿刺 • がん患者さんではオピオイドを症状マネジメントに用いるが、効果は乏しい印象。腹水穿刺のほうが効果は高い
肝性脳症による意識障害や認知機能の低下	• ラクツロースでの便秘治療 • 分岐鎖アミノ酸製剤の点滴治療
低血糖症状	• 朝方に多い • 糖分の補充。経口摂取が困難であれば、ブドウ糖の点滴
皮下出血	• 転倒、打撲などに注意を促す • 凝固因子（FFP：fresh frozen plasma；新鮮凍結血漿）の補充
食道静脈瘤破裂による吐血	• 内視鏡治療 • βブロッカーの内服が有効ともいわれている

看取りが近づくにつれて、内服や点滴が困難となることが多くなります。前述の理想的な症状マネジメントをいつまで続けるかは、患者さん個人の状態をみて多職種でメリット・デメリットを考えながら患者さんが楽な手段を判断します。

　特に薬物療法に関しては、漫然と投与されていることが多いので、しっかりと評価し、**効果がない場合はすみやかに中止する**ことがポリファーマシー*を防ぐキーポイントです。

　また内服がつらい患者さんであれば、点滴に変更したり、薬剤そのものを中止することを話し合いましょう。

＊ポリファーマシー：多くの薬剤を服用していることで有害事象のリスクが高まっており、服用過誤、服薬アドヒアランス低下などの問題につながる状態のこと。

ケアの実践

　肝不全は倦怠感やかゆみを伴うことが多いため、**入浴やスキンケア**が重要となります。薬物療法には限界があることが多く、患者さんの嗜好を聴き、好きなことをする時間、好きなものを少しでも食べる時間を長くすることは、症状緩和の重要な戦略の1つであると思います。

　これまで記載してきたように肝不全により患者さんはつらい症状を訴えます。これらの症状がなぜ起こっているのかを理解し、ケアや治療を学ぶことで肝不全患者さんのQOLが高まることを期待します。

（結束貴臣）

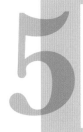

COPD
（慢性閉塞性肺疾患）

COPDの特徴

　COPD（chronic obstructive pulmonary disease；慢性閉塞性肺疾患）は、タバコの煙に代表される有毒物質によって生じます。慢性気管支炎、肺気腫（ガス交換を行う肺胞が破壊されます）を起こし、肺の機能が低下していきます。

　発症初期は咳嗽や喀痰程度で自覚症状が乏しいことが多く、医療機関の受診と診断に結びつきにくいのが特徴です。日本COPO疫学研究（NICE Study）によると、潜在的には40歳以上の人口の8.6％に当たる約530万人が罹患している[1]とされていますが、2020年の厚生労働省の統計によると、診断がついているのは約24万人で5％にも満たない数字となっています。

看取りに向かう変化とアセスメント

　進行に伴い、息を吸う機能だけでなく息を吐く機能も低下していくため、低酸素血症だけでなく高二酸化炭素血症をきたし、呼吸困難が強くなっていく傾向があります。

　また、呼吸による消費カロリーの増加、呼吸困難や慢性咳嗽による食事摂取量の減少によって体重減少が起こり、QOLが低下していきます。これらにより肺性心（心不全）、骨粗鬆症、抑うつを合併することが少なくありません[2]。

　体重減少は独立した予後不良因子なので、定期的な体重測定は必須といえます。また感染症を契機に急性増悪を起こすことがしばしばありますので、感染症の予防を目的とした各種ワクチン接種や口腔ケア、禁煙、吸入薬の手技やアドヒアランスの評価が非常に重要といえます。

疾患に応じた治療と対処

　治療の柱は禁煙、薬物療法、呼吸リハビリテーションとなります。呼吸困難があり、SpO_2 90％未満となる場面が増えてくると在宅酸素療法（HOT：home oxygen therapy）の適応となりますが、過剰な酸素投与によってCO_2ナルコーシスを起こすことがあるため、酸素投与を行うときはSpO_2 90％前後を目標とするのがよいでしょう。

　また、タバコの火は火事の原因となるため（図1）、禁煙できていない場合の在宅酸素療法は基本的に行わないほうがよいですが、長年の喫煙は本人の人生の一部、なくて

はならないものになっていることが多いため、実際どうするかは事例ごとに検討が必要となります。

図1　在宅酸素療法の注意点

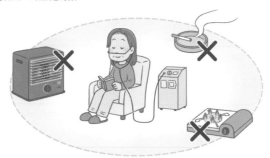

酸素は燃焼を助ける性質が強いため、
酸素濃縮装置などの周囲2m以内に火気を置いてはいけません。

　酸素療法を行っても呼吸困難が改善しない場合はNPPV（非侵襲的陽圧換気）の適応となります。そして、これらを行っても呼吸困難が改善しない場合はIPPV（invasive positive pressure ventilation；侵襲的陽圧換気）の適応となります。詳細は成書に譲りますが、QOLにかなり影響を与える治療なので、こちらも導入にあたっては事例ごとに個別に検討が必要でしょう。

ケアの実践

呼吸困難の緩和

　End of Lifeは上記治療に加えて苦痛の緩和を図る必要があるため、吸引や体位ドレナージが重要となります。

　呼吸が楽になる体位調整（p.170）、呼吸困難の増悪を防ぐかかわりかた（おむつ交換や体位変換のしかたなど）も重要なので、セラピストとの連携はEnd of Lifeにおいても必要です。

　呼吸困難や咳嗽は本人だけでなく、そばで見ている家族や見舞いに来た友人たちにとっても不安や苦痛の原因となります。上記のようなケアはもちろんのこと、適切なコミュニケーションや、主治医と連携して病状を説明してもらう場を設けることも重要といえるでしょう。

皮膚のケア

　在宅酸素療法やNPPVを用いている患者さんでは適切な管理を行い、皮膚のケアも必要です。具体的には、マスクフィットを調整してきつくなりすぎないようにしたり、皮膚障害が起こりやすい部位（図2）に保護剤を貼付したり、コットンやティッシュを皮膚とマスク（またはチューブ）の間にはさんだりすることが多いです。

図2 NPPV 使用時に皮膚障害が起こりやすい部位

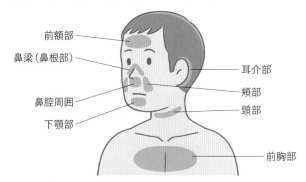

前額部
鼻梁（鼻根部）
鼻腔周囲
下顎部
耳介部
頰部
頸部
前胸部

マスクの装着がきつくならないように注意し、
脆弱な部位には皮膚保護剤を貼付して皮膚障害を予防します。

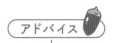

　CO_2ナルコーシスを起こさないように酸素投与量を最小限とすることを治療の項目で述べましたが、**End of Life は苦痛の緩和を優先するため、低酸素による苦痛が強い場合は、酸素投与量を増やすべきです。**仮にCO_2ナルコーシスを起こしても、高度の高二酸化炭素血症により眠ってしまうことが多く、その場合苦痛はほとんどありません。

　吸引も、喀痰貯留による苦痛がなければ頻回に行う必要はありません。吸引は、実施する看護師、される患者さん、患者さんを押さえる家族、いずれにも苦痛となり得ます。痰が絡んでいても、患者さんに苦痛がなければあえて行わず経過観察することも、実際にはよくあることです。

（片岡侑史）

引用文献

1) Fukuchi Y, Nishimura M, Ichinose M, et al. Prevalence of chronic obstructive pulmonary disease in Japan: results from the Nippon COPD epidemiology（NICE）study. *European Respiratory Society* 2001; 18（suppl 33）: 275s
2) Galban CJ,Han MK,Bones JL,et al. Computed tomography-based biomarker provides unique signature for diagnosis of COPD phenotypes and disease progression. *Nature medicine* 2012 ; 18（11）: 1711-1715.

参考文献

1) 日本呼吸器学会COPDガイドライン第6版作成委員会編：COPD（慢性閉塞性肺疾患）診断と治療のためのガイドライン2022 第6版. 日本呼吸器学会, 東京, 2022.

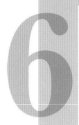

神経難病

神経難病の特徴

難病と呼ばれる疾患は種類がとても多く、国が医療費助成の対象とする指定難病は2023年6月現在において338疾患もあります。

難病の定義は、「発病の機構が明らかでなく、治療方法が確立しておらず、希少な疾患であって、長期の療養を必要とするもの」とされており、指定難病はさらに、「本邦において一定の人数（人口の約0.1％程度）に達しないこと、客観的な診断基準が成立していること」という2条件が加わります[1]。

難病の系統を大別すると、神経系、リウマチ・膠原病系、特定内臓系の3種類に分類されます。本項では継続的な医療的ケアが必要となることが多い神経難病について取り上げます。

看取りに向かう変化とアセスメント

神経難病は疾患によって発病からの症状発現や進行速度が異なり、また、同じ疾患であっても個人差が大きいです。しかし、看取りに向かう経過のなかで徐々に随意的に身体を動かすことができなくなり、最終的には全身の筋肉が萎縮することで生活や生命維持に必要な機能を失っていきます。

■ 呼吸不全

呼吸筋が徐々に障害されることで、生命維持に必要な換気が十分に行えなくなり、呼吸不全に陥ります。緩徐に呼吸障害が進行する場合は低酸素状態に慣れてしまうこともあり、必ずしも呼吸困難として本人が自覚するとは限りません。

筋萎縮性側索硬化症（ALS：amyotrophic lateral sclerosis）の場合、人工呼吸器を装着しなければ3〜5年で呼吸不全に至りますが、人工呼吸器を装着すれば予後が10〜20年以上延長するといわれています。

嚥下障害

多くの神経難病において球麻痺や仮性球麻痺、動作の遅れや小脳失調に伴う協調動作障害などにより嚥下障害が出現し、栄養障害や誤嚥性肺炎、窒息の原因となります。また唾液を飲み込むことができず口腔から流涎（よだれ）として溢れてしまうことも、本人にとっては苦痛症状の1つとなります。

疾患に応じた治療と対処

神経難病は根治的な治療法が確立していない疾患であり、生命維持や症状緩和など対症療法が中心となります。

人工呼吸療法

呼吸筋の麻痺により十分な換気が保てない状態ではTPPV（tracheostomy positive pressure ventilation；気管切開下陽圧換気）やNPPV（非侵襲的陽圧換気）により呼吸の補助が必要となります。痰を吸引しやすくする目的や、誤嚥を防止する目的で気管切開のみ選択する人もいます。

栄養・水分管理

嚥下障害により栄養・水分の経口摂取が困難となるため、経静脈栄養や経腸栄養が必要となります。それぞれのメリットとデメリットを勘案し、患者さん・家族が選択しますが、積極的な延命を望まず、末梢静脈点滴のみ選択する人もいます。また、呼吸障害が進行すると胃瘻を希望しても造設できないことがあるため、経口摂取できる時期から胃瘻を造設する人もいます。

症状緩和

ALSの痛みに対するモルヒネの使用は保険適用が認められており、ガイドラインにおいても、非ステロイド性抗炎症薬、筋弛緩薬（痙縮・筋緊張治療薬）、抗炎症薬の関節内注射などの各種薬剤で痛みがコントロール困難な場合は、躊躇せず使用することが推奨されています[2]。

また、モルヒネは、呼吸困難にも効果があります。流涎に対しては、抗コリン作用のあるスコポラミン軟膏の塗布が有効です[3]。

ケアの実践

神経難病の患者さんに対する望ましいEnd of Lifeケアは、日々心地よく療養生活を送るための個別性に応じた基本的な生活援助です。本項では神経難病の患者さんに特徴的なケアをピックアップします。

口腔ケア

嚥下障害により誤嚥性肺炎のリスクが高くなります。経口摂取していない場合は特に口腔内の衛生環境が保てないため、口腔ケアは非常に重要です。また、流涎が気になる場合は持続吸引器（図1）で唾液を排出すると、苦痛の緩和が図れます。

図1　持続吸引器

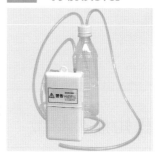

ペットボトルを接続し、口腔内の唾液を持続的に吸引することができます。
コンセント式 設置型 低圧持続吸引器
（写真提供：シースター株式会社）

コミュニケーション支援

気管切開や人工呼吸器装着、球麻痺による構音障害、失調性構音障害による発語困難に加え、運動機能低下により書字や文字盤使用などの意思伝達手段が失われていきます。しかし、発声ができなくとも残存機能を活用し、意思伝達装置を用いてコミュニケーションを継続することもできます（図2）。

図2　意思伝達装置を使用した生活環境の例

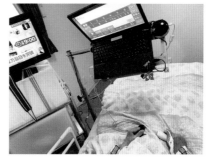

多系統萎縮症の患者さんが、意思伝達装置を用いている場面。
患者さんの状態に合わせて調整した手元のスイッチを利用し、文字の入力と表示・音声によりコミュニケーションを取るだけでなく、テレビのチャンネル操作も行っています。

アドバイス

　神経難病患者さんのEnd of Lifeは、不快な事象にわずらわされることなく心地よく過ごしてもらうことが重要です。

　そのため、患者さんが希望するケアの順序や1つ1つのケアの「作法」など、本人とともに手順書を作成し、チーム内で共有したうえで統一したケアを提供することが望まれます。援助に入る誰もが同じようにケアできることは本人の安心感につながり、意思疎通が困難になったとしても心地よいケアを提供し続けることが可能となります。

（中島大地）

引用文献

1）　難病医学研究財団：難病情報センター.
　　https://www.nanbyou.or.jp/（2023.6.1.アクセス）
2）　日本神経学会監修,「筋萎縮性側索硬化症診療ガイドライン」作成委員会編：筋萎縮性側索硬化症診療ガイドライン2013. 南江堂, 東京, 2013：86.
3）　荻野美恵子, 小林庸子, 早乙女貴子, 他：神経疾患の緩和ケア. 南山堂, 東京, 2019：146.

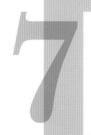

認知症

認知症の特徴

　認知症とは、一度正常に達した認知機能が後天的な脳の障害によって持続性に低下し、日常生活や社会生活に支障をきたすようになった状態をいい、それが意識障害によらないときにみられる[1]とされます。

看取りに向かう変化とアセスメント

　ここでは、認知症の原因疾患として最も多いアルツハイマー病に焦点を当てます。アルツハイマー病は海馬領域を中心とした障害から始まり、側頭葉、頭頂葉、後頭葉、前頭葉領域へと約10年をかけ障害が拡大し、大脳全体が高度に萎縮し、最後は死に至ります。

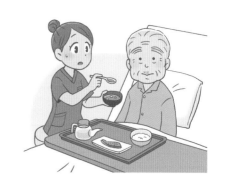

　だいたい発症後7年を経過したあたりから認知症としては重度となり[2]、意思疎通困難、失禁、歩行障害、嚥下困難といった症状がみられ始めます。看取り前6か月～2年は寝たきりで過ごす場合が多くみられます。

　そのため、認知機能に加えて、ADLが認知機能障害の影響をどれだけ受けているか、日常生活や社会生活を営むうえでの不自由や苦痛をアセスメントしていく必要があります。

疾患に応じた治療と対処

　認知症の進行に伴い、肺炎や骨折といった突発的な疾患の治療や、口から食べられなくなったときの人工的水分・栄養補給法の選択など、さまざまな医療的判断が求められます。

　しかし、認知症の進行に伴い、認知症をもつ人との意思疎通は困難になります。そこで、医療者と家族などで、治療による益とQOLの維持・向上が期待できるかを検討し、合意形成しながら本人にとっての最善を判断します。ここで重要なことは、認知症が重

度であっても、本人への説明と意思確認をまずは試みること、そして「本人がもし話ができたらどういう選択をするだろうか」という推定意思を近しい人たちで考え、それを中心に判断することです。

ケアの実践

■ 苦痛のアセスメントとケア

認知症の進行に伴い、自身で苦痛の原因がわからずBPSD（behavioral and psychological symptoms of dementia；認知症に伴う行動・心理症状）が引き起こされる、苦痛を言語的に訴えることが難しく症状緩和が受けられない、といった問題が出てきます。

実際、大腿骨頸部骨折の術後に鎮痛薬を用いるケースにおいては、認知症の有無で鎮痛薬の使用頻度に差がある[3]という報告があり、認知症をもつ人に対する症状マネジメントが不十分だとわかります。

病状やバイタルサイン、認知症をもつ人が発する非言語のサインをていねいに観察し、適切なケアや薬物療法を提供し、本人が安楽に過ごせるようにしましょう。

■ 尊厳への配慮

認知症の診断がつくと、「何もわからない人」というレッテルが貼られ、何でも「認知症のせい」にされてしまいます。最期まで1人の人格をもった人としての存在を認め、看護師は擁護者として、治療上の不利益を被っていないか、苦痛が緩和されているか、ケアにより尊厳が守られているかを常に考えなければなりません。

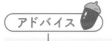

> 認知症をもつ人の家族は、あいまいな喪失（目の前にいても心理的には喪失した状態）を感じることが多いとされています。喪失感に寄り添い、介護の労をねぎらうとともに、たとえ心理的に喪失した状態でも、家族としてこれまで築いた絆や思い出を想起できるよう、語りの場を設けていきましょう。

（西山みどり）

引用文献
1） 日本神経学会監修,「認知症疾患診療ガイドライン」作成委員会編：認知症疾患診療ガイドライン2010：1.
https://www.neurology-jp.org/guidelinem/degl/sinkei_degl_2010_02.pdf（2023.6.1.アクセス）
2） 平原佐斗司編著：チャレンジ！非がん疾患の緩和ケア. 南山堂, 東京, 2011：60-61.
3） 田口弘子, 鈴木裕子, 阿部理恵, 他：大腿骨頸部骨折で手術を受けた認知症高齢者の治療経過に伴う反応と看護の実際. 群馬パース大学紀要 2007；5：78.

8 老衰

老衰の特徴

　老衰とは、老年者の生体におけるホメオスタシスの維持機能が特定の著明な臓器疾患や系統疾患なしに崩れてくる状態[1]とされます。厚生労働省の『令和5年度版死亡診断書（死体検案書）記入マニュアル』においては、「死因としての老衰は、高齢者で他に記載すべき死亡の原因がない、いわゆる自然死の場合のみ」用いると記載されています。

看取りに向かう変化とアセスメント

　心身の老化に伴い、転倒、抑うつ、低栄養、誤嚥、発熱、息切れ、便秘、頻尿、認知症、関節痛などがみられます。これらを含む症状や徴候は50項目以上あり、その総称を**老年症候群**といいます。老化は細胞数の減少や細胞の働きそのものの低下を引き起こすことで、臓器の機能低下や恒常性の維持機能低下を招きます。実際、85歳では平均8個以上の症状や徴候をもっています[2]。

　加齢に伴い、老年症候群の諸症状がどれぐらい現れているか、それによりADLがどれぐらい影響を受けているか、日常生活や社会生活を営むうえでの不自由や苦痛をアセスメントしていく必要があります。

疾患に応じた治療と対処

　老衰の過程で身体には、生存するうえで重要な臓器に大量の血流を供給し、その他の臓器には血流を減少させる「血流の切り替えプロセス」が起こります[3]。

　例えば、最期は生存するうえで重要な脳、心臓、肺、腎臓に優先的に血流を供給します。このとき、消化管は血流が減少した状態となるため、食べものを受けつけません。食べないから衰弱していくのではなく、消化機能が低下しているから食べものを求めない状態といえます。ここで栄養補給を考えるのは老衰の過程にある身体にとっては過剰な医療で、必要な治療ではありません。

　しかし、**老化と疾患の見きわめは難しく、その症状が可逆か不可逆かを判断するのは容易ではありません**。だからこそ、多職種で身体機能をアセスメントし、治療によるメリット、すなわちQOLの維持・向上が期待できるかを判断します。

ケアの実践

苦痛の緩和

　生じている諸症状が不可逆なものであっても、「年のせい」と片づけず緩和に努めます。特に、自分で動けない、他者から安静を強いられるなどで生じる**不動の痛み**は、老衰の過程にある虚弱な高齢者に必発します。

　この様相を呈する高齢者には、罨法やマッサージなどの理学的方法や、タッチや傾聴などの認知行動的方法を駆使し、緩和を図ります。

口腔ケア

　口から食べる目的が、栄養を摂ることから「ひと口でも味わうこと」に変わります。そのためには口腔ケアが重要となるため、舌苔や乾燥のない口腔内環境に整えていきましょう。

睡眠ケア

　この時期は眠る時間が多くなり、それが本人にとって安楽な状態といえます。褥瘡（p.207）や拘縮に留意しながら、心地よく眠れる時間を確保しましょう（p.202）。

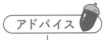
アドバイス

　わが国には、「大往生」という言葉があり、生をまっとうした立派な死として賞賛され、逝く者も見送る者もそうありたいと願います。しかし大往生であったか否かを判断するのは本人であり、少なくとも家族でもない者が安易に「大往生でしたね」と声をかけるべきではありません。年齢にかかわらず死は悲しく寂しいものであり、「老衰だからしかたない」というものではありません。

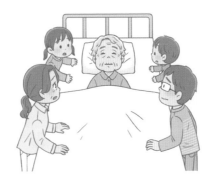

（西山みどり）

引用文献
1）　中橋毅, 森本茂人：老年病の疫学. 大内尉義, 秋山弘子編集代表, 折茂肇編集顧問, 新老年学 第3版, 東京大学出版会, 東京, 2010：352-353.
2）　鳥羽研二：8. 老年症候群と総合的機能評価. 日本内科学会雑誌 2009；98（3）：101.
3）　Paton L原著, 早野真佐子訳：End of Life Care（終末期ケア）の専門家が「死の生理学」を明確に述べる 終末期ケアとその考察 死にゆくプロセスと痛みと苦痛の緩和. エキスパートナース 2007；23（15）：18-24.

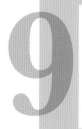

ICU・救急（急性期の看取り）

ICU・救急の特徴

ICU（intensive care unit；集中治療室）や救命救急センターは、重症患者さんの救命と回復を目的として、集中治療を提供する部門です。しかしながら、最善の治療を尽くしたとしても、残念ながら死亡する患者さんは少なくありません。ICUで治療を受けた患者さんの8.9％が、ICU滞在中もしくはICU退室後に病院で亡くなっている[1]ことが示されています。

ICU・救急における End of Life（終末期）

『救急・集中治療における終末期医療に関するガイドライン』では、終末期とは、「急性重症患者に対し適切な治療を尽くしても救命の見込みがないと判断される時期である」[2]と定義されています。このガイドラインでは、生命予後や治療適応などの医学的側面に注目して終末期を定義しているといえます。

臨床で終末期の判断や治療目標の決定をする際、**医学的側面だけで考えるのではなく、患者さんの人生に対する価値観やQOL（quality of Life；生活の質）、家族の意向などの情報も重要な判断材料になります。**

また、患者さんが終末期であるという判断は、**主治医個人ではなく、主治医を含む複数の医師と看護師らからなる医療チームの総意であることが求められます。**

救急・集中治療における終末期にはさまざまな状況がありますが、医学的側面に注目した例として以下の4つが示されています。

①不可逆的な全脳機能不全（脳死診断後や脳血流停止の確認後などを含む）であると十分な時間をかけて診断された場合
②生命が人工的な装置に依存し、生命維持に必須な複数の臓器が不可逆的機能不全となり、移植などの代替手段もない場合
③その時点で行われている治療に加えて、さらに行うべき治療方法がなく、現状の治療を継続しても近いうちに死亡することが予測される場合
④回復不可能な疾病の末期、例えば悪性腫瘍の末期であることが積極的治療の開始後に判明した場合

日本集中治療医学会, 日本救急医学会, 日本循環器学会：救急・集中治療における終末期医療に関するガイドライン～3学会からの提言～. 2014：1-2. より引用　https://www.jsicm.org/pdf/1guidelines1410.pdf（2023.6.1.アクセス）

看取りまでのアセスメントとケア

ICU・救急で死にゆく患者さんとその家族へのケアにおいては、**最期までケアを継続する**という考えかたが重要です。回復のための治療方法がないと判断された場合においても、患者さんが安らかに過ごせるよう、家族をサポートするための介入は可能です。

End of Lifeの患者さんには、痛み、呼吸困難、口渇、不安、せん妄などさまざまな症状がみられます[3]。これらの症状を体系的にアセスメントし、適切な薬剤を検討したり、非薬物的なケアを提供したりすることが大切です。

また、外観の変化（皮膚損傷、浮腫など）が生じることがあります。特に、外傷によって急激な死を迎える患者さんにおいては、外出血による汚染、身体の部分欠損、内出血などが起こり得ます。面会する家族にできる限り衝撃を与えないように、患者さんの外観を整え、部屋の環境（におい、血液汚染がないか）に配慮する必要があります。

家族とのコミュニケーションとグリーフケア

ICU・救急という特殊な環境で死別を経験することは、家族の悲嘆（グリーフ）を長引かせるリスクが高いと考えられています[4]。それは、**遷延性悲嘆障害**と呼ばれ、家族のメンタルヘルス、QOLに悪い影響を及ぼし、医療資源消費の増加も引き起こします。

その予防のために、家族と医療者のコミュニケーションが重要です。死にゆく患者さんのプロセスにおいて、3つの重要な瞬間（患者さんの臨死期、臨終期、臨終後）に焦点を当てた、3ステップのコミュニケーション介入を紹介します（図1）。

図1 3ステップのコミュニケーション介入の概要

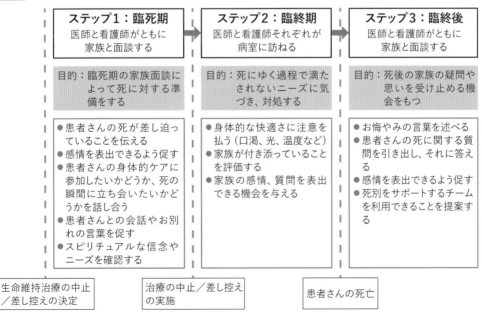

Kentish-Barnes N, Chevret S, Azoulay E. Guiding intensive care physicians' communication and behavior towards bereaved relatives: study protocol for a cluster randomized controlled trial (COSMIC-EOL). *Trials* 2018; 19（1）: 698.
Kentish-Barnes N, Chevret S, Valade S, et al. A three-step support strategy for relatives of patients dying in the intensive care unit: a cluster randomised trial. *Lancet*. 2022; 399（10325）: 656-664. を参考に作成

PART 4 疾患別

3ステップのコミュニケーション介入は、以下を目標に行います。

①家族が感情を表現すること
②医療者に質問できる機会をもつこと
③医療に関する情報の理解が得られること
④最期の瞬間まで患者さんへのケアが継続すると確信できること

これらを、ICU・救急の医療チーム内で共通認識とすることで、よりよいEnd of Life
のコミュニケーションとグリーフケアの実践につながります。

（田中雄太）

引用文献
1） 日本集中治療医学会 ICU機能評価委員会：JIPAD 年次レポート 2021年度 ver.1.10．2023：19．
https://www.jipad.org/images/include/report/report2021/jipad_report_2021.pdf（2023.6.1.アクセス）
2） 日本集中治療医学会，日本救急医学会，日本循環器学会：救急・集中治療における終末期医療に関するガイドライン〜
3学会からの提言〜．2014：1．
https://www.jsicm.org/pdf/1guidelines1410.pdf（2023.6.1.アクセス）
3） Puntillo KA, Arai S, Cohen NH, et al. Symptoms experienced by intensive care unit patients at high risk of dying.
Critical care medicine 2010; 38（11）: 2155-2160.
4） Kentish-Barnes N, Chaize M, Seegers V, et al. Complicated grief after death of a relative in the intensive care
unit. *European Respiratory Society J* 2015; 45（5）: 1341-1352.

PART

5

症状マネジメント

End of Life における
症状とケア

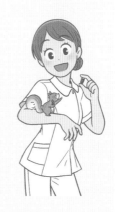

痛み

痛みのメカニズム

痛みの定義

痛みとは、「実際の組織損傷、もしくは組織損傷が起こりうる状態に付随する、あるいはそれに似た感覚かつ情動の不快な体験」[1) と定義されています。

痛みは、組織・神経損傷に伴う、または組織・神経損傷が起こりうる刺激を神経学的に知覚として脳に伝え感じる感覚体験と、それと同時に急な怒りや恐れ、悲しみ、喜びといった感情、それに加え呼吸や心拍の変化、発汗などの生理的反応を伴う情動体験で成り立っています（図1）。

図1 痛みの伝達経路

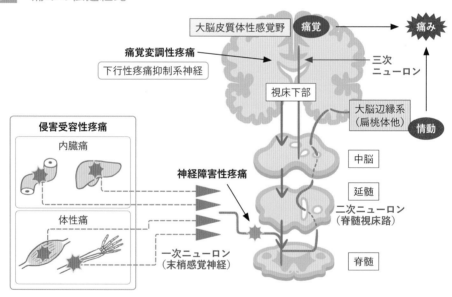

本来、痛みには、組織損傷により生じた身体異常の警告としての意味があります。しかし、2020年に国際疼痛学会（IASP：International Association for the Study of Pain）[2) は、必ずしも組織損傷を伴わない痛みとして、**心理社会的疼痛（痛覚変調性疼痛）** という慢性疼痛の存在を認め、定義を改訂しました。

他にも、乳幼児や高齢者など（動物も含めて）、痛みを言葉で表現することができない者の痛みについてなど、重要な6項目の付記が示されています（表1）。

痛みに関する「6項目の付記」国際疼痛学会、2020

❶ 痛みは常に個人的な経験であり、生物学的、心理的、社会的要因によってさまざまな程度で影響を受ける
❷ 痛みと侵害受容は異なる現象である。感覚ニューロンの活動だけから痛みの存在を推測することはできない
❸ 個人は人生での経験を通じて、痛みの概念を学ぶ
❹ 痛みを経験しているという人の訴えは重んじられるべきである
❺ 痛みは、通常、適応的な役割を果たすが、その一方で、身体機能や社会的および心理的な健康に悪影響を及ぼすこともある
❻ 言葉による表出は、痛みを表すいくつかの行動の1つにすぎない。コミュニケーションが不可能であることは、ヒトあるいはヒト以外の動物が痛みを経験している可能性を否定するものではない

日本疼痛学会理事会：改定版「痛みの定義：IASP」の意義とその日本語訳について. 2020. より引用
https://jasp.pain-research-jasp.org/pdf/notice_20200818.pdf（2023.6.1.アクセス）

　痛みは感じている人にしかわからない**主観的な体験**です。人は、それぞれの痛み体験を通して自分にとっての痛みとは何か、痛みが意味するものは何か、痛みの概念を構築していきます。End of Lifeを迎えた今、目の前にいる患者さんにとって「痛みとは何か」ということも考え、治療やケアを提供していく必要があります。

痛みの頻度と程度と時間経過の特徴

　進行・転移・終末期のがん患者さんの66%が痛みを経験しており[3]、痛みを有するがん患者さんの約38%がNRS（数値的評価スケール）5以上の痛みを訴えていた[4]、と報告されています。

　非がん慢性進行性疾患の患者さんにおいては、主に慢性疼痛が比較的高い頻度で報告されています（表2）。また、End of Lifeにある患者さんの50%が痛みを体験している[5]という報告もあり、多くの患者さんが痛みを体験していることがうかがえます。

表2　疾患ごとの痛みの有症率（単位：%）

がん	COPD（慢性閉塞性肺疾患）	心不全	ESKD（末期腎不全）	認知症	神経・筋
30 − 94	21 − 77	14 − 78	11 − 83	14 − 63	42 − 85

Moens K, Higginson IJ, Harding R, et al. Are there differences in the prevalence of palliative care-related problems in people living with advanced cancer and eight non-cancer conditions? A systematic review. *Journal of pain and symptom management* 2014；48(4)：660-677. を参考に作成

痛みの種類

　痛みは、侵害受容性疼痛（体性痛、内臓痛）、神経障害性疼痛、痛覚変調性疼痛（心理社会的疼痛／慢性疼痛）の3種類に分けられます（表3）。

　また、痛みの出現のしかたや時間経過によって、急性疼痛と慢性疼痛に分けられます（表4）。

PART 5　症状マネジメント

151

表3 痛みの種類と特徴

	侵害受容性疼痛		神経障害性疼痛	痛覚変調性疼痛（慢性疼痛の一種）
	体性痛	内臓痛		
性質	・ズキズキする痛み	・鈍い痛み ・圧迫されるような痛み	・しびれるような痛み ・灼けるような痛み ・電気が走る痛み	・原因となる傷害などがない状態で、長期間持続したり再発したりする痛み
原因	・体性組織（皮膚、骨、筋、結合組織など）の損傷	・管腔臓器（食道胃、腸管など）の内圧上昇、固形臓器（肝臓、腎臓など）の被膜の急激な伸展 ・臓器局所および周囲の炎症	・末梢・脊髄神経の圧迫、断絶	・痛みの原因となる病態は回復している、または消失している ・痛みの原因となる病態を特定できない
特徴	・持続する局所的な痛み、体動で増強する	・痛みの位置がはっきりしない	・障害された神経支配領域に知覚異常が生じる	・痛みの長期化 ・痛みの悪循環 ・精神症状として不安・抑うつ・破壊的思考が存在する
随伴症状	・関連痛を伴うことがある	・関連痛を伴うことがある ・悪心・嘔吐、発汗	・知覚低下、知覚異常、運動障害	・睡眠障害、食欲不振 ・便秘、生活動作の抑制
鎮痛薬の効果	・非オピオイド鎮痛薬、オピオイド鎮痛薬が有効 ・突出痛対策（レスキュー）が必要	・非オピオイド鎮痛薬、特にオピオイド鎮痛薬が有効	・多くは難治性で、鎮痛薬に加えて、鎮痛補助薬が必要	・難治性で鎮痛薬の効果が得られにくい ・マインドフルネスや認知行動療法、リハビリテーションなどをとり入れることが必要

表4 痛みの出現のしかたによる分類

急性疼痛	生理学的反応	・血圧・脈拍・呼吸数の上昇、瞳孔散大、発汗
	行動学的反応	・痛みに意識が集中する、泣いたりうめいたりする ・痛みのある部位をさする、痛みを訴える ・筋緊張がみられる、眉を寄せ顔をしかめる
慢性疼痛	生理学反応	・血圧・脈拍・呼吸数は正常
	行動学的反応	・聞かれないと痛みを訴えない ・痛み以外にも注意を向ける ・無表情もしくは正常な表情 ・静かに睡眠・休息をとる ・不活発・不動の状態

■ 全人的苦痛としてとらえる

　痛みはがん患者さんに限らず、全人的苦痛（p.18）の視点からとらえていく必要があります。End of Lifeにある患者さんは疾患の進行や衰弱により体力が低下し、徐々にベッド上中心の生活へと変化していきます。その変化の過程で、身体機能、ADL、担ってきた役割など、以前であれば普通にできていたことができなくなる喪失体験を重ねていきます。さらには、自分らしさを失い、「こんなはずではなかった」という思いに悲しみを感じ、自分を無意味・無価値な存在だと思うことがあります。

　そのような状況下では、痛みの閾値が低下し、より強く痛みを感じるようになります。

　End of Lifeにおいては、その人の尊厳をより重んじた、その人のための痛み治療やケアが重要であり、その人が生きてきた人生の背景、価値観にも目を向けて全人的苦痛としてとらえてケアしていくことが重要です。

痛みのアセスメント

　痛みは主観的なものであり、痛みを体験している患者さん本人にしかわからないものです。患者さんへの問診をていねいに行い、そのうえで、身体所見、画像や採血などの検査結果と照らし合わせて総合的にアセスメントしていくことが基本です（表5、6）。

　痛みの評価シート（図2）を活用すると必要な情報が過不足なく聴取でき、チームでの情報共有が容易になります。

表5　痛みのアセスメント項目

❶ 痛みの部位
❷ 痛みの経過
❸ 痛みの強さ
❹ 痛みのパターン
❺ 痛みの性状
❻ 痛みの増悪因子・軽快因子
❼ 痛みによる日常生活への影響
❽ 痛みに影響を与えるその他の因子
❾ 現在の痛み治療の効果・副作用
❿ 治療の目標設定
⓫ アセスメントツールの使用

表6　痛みの原因のアセスメント指標

身体	画像所見	血液検査
• 表情、行動、姿勢 • 皮膚病変、皮膚の状態・異常感覚 • 筋けいれん、筋萎縮、筋力の低下、腱反射 • 体重減少、全身衰弱 • 圧痛、叩打痛	• 単純X線写真 • CT、MRI • 骨シンチグラフィ	• 炎症反応（白血球、CRP） • 栄養指標（TP、ALB） • 全身や臓器の状態 　（貧血、肝機能、腎機能） • 電解質異常、腫瘍マーカー

CRP：C-reactive protein；C反応性タンパク
TP：total protein；総タンパク
ALB：albumin；アルブミン

図2 痛みの評価シートの例

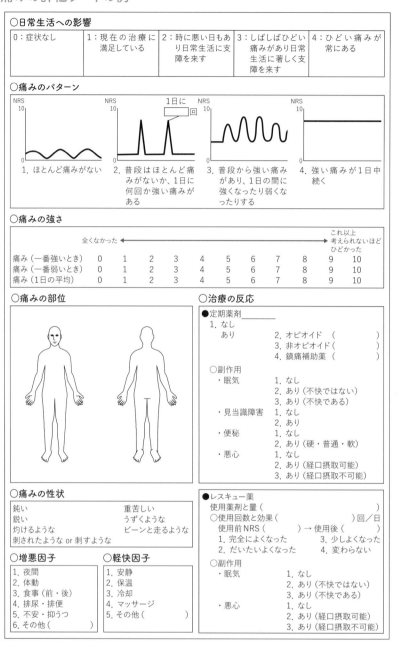

日本緩和医療学会 緩和医療ガイドライン委員会編：がん疼痛の薬物療法に関するガイドライン 2014年版. 金原出版, 東京, 2014：36. より転載

　残された時間が短くなってくると、病状の進行や衰弱などによる全身状態の悪化から、眠っている時間が増えたり、意識障害が出現したりするため、患者さんは痛みを伝えることが難しくなってきます。

　痛みについての情報を得ようとする医療者の行為自体が、患者さんの心身の負担になるということもあります。そのため、採血や画像検査の回数が減少し、患者さんへの問診によって得られる情報も限られてきます。

痛みの原因については、患者さんの疾患やこれまでの治療経過から痛みに関する情報を整理し、原疾患の進行や病態変化による痛みなのか、それとも筋力の低下、拘縮、または褥瘡発生など原疾患とは別の原因による痛みなのかを推測しながらアセスメントしていく必要があります。

　痛みのアセスメントについては、視診、聴診、打診、触診、バイタルサインの変化など、フィジカルアセスメントをていねいに行っていきます。加えて、表情、姿勢、体動、食欲、不眠、機嫌、本人から感じられる雰囲気など、ADLや日常の様子を注意深く観察し、「いつもと違うサイン」を見逃さないようにしていくことが大切です。

　痛みの問診では、痛みについて話してもらうという**オープンクエスチョン**から、こちらから問いかけて「はい」または「いいえ」で患者さんに確認する**クローズドクエスチョン**への変更が求められます。

　自分で痛みを訴えることができない患者さんに使用できるアセスメントツールもあります（表7）。

表7　日本語版PAINAD

		0	1	2
呼吸 **（非発声時）**		• 正常	• 時折の努力呼吸 • 短時間の過換気	• 雑音を伴う努力呼吸 • 長時間の過換気 • チェーン・ストークス呼吸
ネガティブ **な発声**		• なし	• 時折うめく、うなる • ネガティブで批判的な小声での発話	• 不安げな言葉を大声で繰り返す • 大声でうめく、うなる • 泣く
顔の表情		• 微笑み、無表情	• 悲しい表情、おびえた表情、しかめ面	• 顔を歪める
ボディー **ランゲージ**		• リラックスしている	• 緊張している • 落ち着かない • そわそわしている	• 硬直する、拳を握る、膝を抱える • 逃げようとする、相手を突き飛ばす • 殴りかかる
慰めやすさ		• 慰めを必要としない	• 声を掛けられたり、触られたりすると気が紛れる、安心する	• 慰めたり、気を紛らわせたり、安心させたりできない

5項目を0−2点で評価し合計点数は0−10点である。
使用にあたり、日本語版製作者、亀田総合病院 疼痛・緩和ケア科関根龍一らの許諾を得た。

中谷仁美, 内藤祐介, 位田みつる, 他：日本語版 Pain Assessment in Advanced Dementia（PAINAD）を用いた術後疼痛評価の有用性に関する前向き観察研究. 手術医学 2021；42（2）：185. より転載

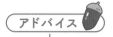
アドバイス

　患者さんの日ごろの様子や痛みへの対処、痛みに対する価値観などについては、家族が情報源となることがあります。End of Lifeの時期は、客観的情報に頼らざるを得ない状況になることを想定し、早い段階から家族も含めた多職種チームで情報を共有し、ディスカッションを行っていくことが望まれます。

薬物療法（鎮痛薬）

痛みの原因や種類、強さに応じて鎮痛薬を選択していきます。

疼痛治療において、痛みがなく、眠気がない状態で日常生活を送れることが理想のゴールです。しかし、患者さんによっては、多少眠くても痛みがないほうがよい、逆に多少痛くても眠気がないほうがよいというように、疼痛治療への期待や望むこともさまざまです。疼痛治療のゴール設定については、患者さんの生活における価値観や快適さを含めて、現実的によく話し合っていくことが必要です。

■ 鎮痛薬と鎮痛補助薬

疼痛治療で使用できる鎮痛薬（表8）と鎮痛補助薬（表9）の一覧を示します。

表8 鎮痛薬の一覧表

痛みの強さ		鎮痛薬の種類	経口投与	経皮投与（貼付薬）	直腸内投与	口腔粘膜投与	持続静脈・持続皮下投与	その他局所外用薬
軽度の痛み	非オピオイド鎮痛薬	アセトアミノフェン	○	×	○	×	△ ※持続注はしない	×
		NSAIDs（非ステロイド性抗炎症薬）	○	○	○	×	△ ※国内では持続注、皮下注はできない	○
軽度〜中等度の痛み	オピオイド鎮痛薬	トラマドール	○	×	×	×	○	×
		ブプレノルフィン	×	×	○	△ ※がん疼痛は保険適応外	× ※注射薬はあるが筋肉投与	×
高度の痛み		モルヒネ	○	×	○	×	○	×
		オキシコドン	○	×	×	×	○	×
		オキシコンチン®TR錠	○	×	×	×	×	×
		フェンタニル	○	○	×	○	○	×
		ヒドロモルフォン	○ ※1日1回の定時薬	×	×	×	○	×
		タペンタドール	○	×	×	×	×	×
		メサドン	○	×	×	×	×	×

赤字＝非がん疼痛で使用できる鎮痛薬
NSAIDs：non-steroidal anti-inflammatory drugs

表9　鎮痛補助薬一覧

鎮痛補助薬の種類	薬品名	経口投与	持続静脈・持続皮下投与
抗うつ薬	アミトリプチリン デュロキセチン	○	×
ガバペンチノイド	ミロガバリン プレガバリン	○	×
抗けいれん薬	カルバマゼピン フェニトイン クロナゼパム	○	×
局所麻酔薬 抗不整脈薬	メキシレチン	○	×
	リドカイン	×	○
NMDA受容体拮抗薬	ケタミン	×	○
中枢性筋弛緩薬	バクロフェン	○	×
コルチコステロイド	デキサメタゾン ベタメタゾン	○	△ ※注射薬はあるが定時投与で使用

NMDA：N-methyl-D-aspartate

投与経路

　鎮痛薬の投与経路としては、侵襲がなく投与や調節が簡便で経済的であるという利点から、内服が可能な状況であれば経口投与を基本とします。

　しかし、患者さんの病状・病態が変化し全身状態が悪化してくると、ADLの低下、意識レベルの低下、嚥下機能の低下、消化管吸収力の低下、消化管閉塞などからいずれは経口投与が困難となり、投与経路の変更が必要になります。

　その場合、経口投与以外の投与経路として、経皮投与、直腸内投与、口腔粘膜投与、持続静脈・皮下投与が行われます（表10）。患者さんの痛みの原因、痛みのパターン、全身状態、そしてADLの状況から、患者さんに適した鎮痛薬、投与経路を選択していくことが求められます。

表10　内服ができなくなったときの投与経路のメリットとデメリット

	メリット	デメリット
経皮投与	• 貼るだけで使用できる • 作用が長時間持続する（24時間・72時間作用型がある）	• すみやかな投与量の調整が難しい • 皮膚の状態や発熱、加温の影響を受ける
直腸内投与	• 吸収が比較的速い	• 投与時に体位調整が必要、羞恥心や不快感を伴う
口腔粘膜投与	• 吸収が速いため突出痛のレスキュー薬として使用できる	• 1日の使用回数に制限がある • 投与間隔、噛まない、飲み込まないなど注意点が多い
持続静脈投与	• 確実で吸収が最も速い • 投与量の調整がしやすい • 投与流速の上限がない	• チューブでつながれる不自由さ、拘束感がある • 血管確保の苦痛を伴う • 抜去時の出血、感染のリスクを伴う
持続皮下投与	• 確実で吸収が速い • 投与量の調整がしやすい • 抜去時の出血が少ない	• チューブでつながれる不自由さ、拘束感がある • 出血傾向では使用できず、浮腫の影響を受ける • 投与流速の上限がある（1mL/時以下の設定が望ましい）

図3 持続皮下注射

〈特徴〉

- 安全で簡便な方法として持続皮下注射が推奨されている。特にEnd of Lifeの患者さんにとっては、血管確保の必要がないため、誤って抜針しても血液の逆流がなく容易に差し替えできる
- 小型の持続注入ポンプで管理できるため、移動の際にもさほど負担にならない
- 1 mL/時以下での設定でレスキュー投与も可能

〈持続皮下注射に使用する物品の例〉

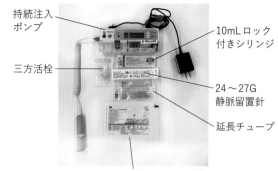

持続注入ポンプ
三方活栓
10mLロック付きシリンジ
24〜27G 静脈留置針
延長チューブ
フィルムドレッシング材

〈皮下注射の部位〉
以下の3点にあてはまる場所を選択する
　①皮下脂肪が厚い
　②生活に支障がない
　③固定しやすい

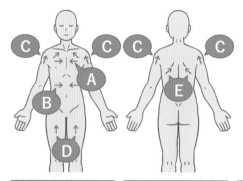

選択の頻度

多　　　少

A 前胸部
B 腹部
C 上腕外側
D 大腿部
E 背部

患者さんの動きで自己抜去が起こりやすい部位は避ける	浮腫がある部位は吸収効率を考え避ける	患者さんの状態、状況から安全性も考慮する

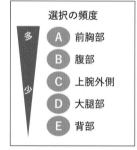

皮下組織をつまんだ指と指の間が1cm以上あることを確認

穿刺角度は通常、皮下組織に対して30°〜45°（るいそうで皮下組織が薄い患者さんは10°〜30°でもよい）

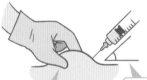

アドバイス

　2021年5月、NSAIDsでははじめてとなる全身投与できる貼付薬として、ジクロフェナクナトリウム経皮吸収型製剤（ジクトル®テープ）が発売されました。発売当初はがん疼痛への使用に限られていましたが、2022年6月から腰痛症や肩関節周囲炎など、非がんの痛みにも使用できるようになりました（詳細は添付文書を参照してください）。本製剤は、1日ごとに貼り替える貼付薬でEnd of Lifeの患者さんにおいて使いやすく、在宅や施設での痛みの管理にも適しています。

■ 鎮痛薬・投与経路の変更時の注意点

投与経路の変更に伴い鎮痛薬の種類を変えなければならないこともあります。End of Lifeにある患者さんにとっては、同じオピオイドでも、種類の違いにより効果や副作用が大きな変化として現れることがあります。

近年、地域医療提供体制が充実し、在宅や施設でも病院と同じように疼痛マネジメントができるようになってきました。しかしながら、全国で均てん化されているとはいいがたく、療養先によっては使用できる鎮痛薬の種類が限られている場合があります。最期をどこで過ごしたいのか、先を見越した疼痛マネジメントを行っていくことも重要です。

オピオイド誘発性便秘（OIC）

■ OICとは

オピオイド誘発性便秘（OIC：opioid-induced constipation）とは、オピオイド使用開始後に、①排便頻度が低下する、②排便時にいきみを伴うようになる／より強いいきみを伴うようになる、③残便感がある、④便習慣に苦痛を伴うようになる状態のことをいいます。

OICは、①腸管平滑筋の緊張により蠕動運動が低下する、②腸管分泌の抑制により便が固くなる、③肛門括約筋の緊張により便排出が困難になる、という主に3つのメカニズムによって生じます（図4）。

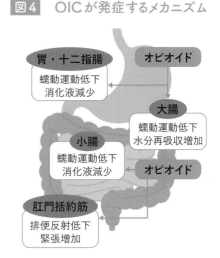

図4 OICが発症するメカニズム

胃・十二指腸
蠕動運動低下
消化液減少

オピオイド

大腸
蠕動運動低下
水分再吸収増加

小腸
蠕動運動低下
消化液減少

オピオイド

肛門括約筋
排便反射低下
緊張増加

■ OICの治療とケア

OICは、オピオイド使用中の患者さんの約6割に出現するといわれています。耐性を形成しないため、継続的な便秘対策が必要です。

End of Lifeにある患者さんは、病状の進行や衰弱により、食事摂取量の低下、運動量の低下、脱水の他、ストレスなどの心理的要因からも便秘になりやすい環境にあります（p.188）。

オピオイド開始前の排便状況を評価し、OICを予防するという観点から、便秘治療薬の使用を含めた便秘対策を継続していくことが重要です（表11）。

表11	OICの対策
浸透圧性下剤	• 主に小腸で腸管内の水分を便に浸透させ、便をやわらかくする （薬剤の例：酸化マグネシウム、ラクツロース）
大腸刺激性下剤	• 大腸の刺激により腸蠕動運動を促進する （薬剤の例：ピコスルファート、センノシド、センナ）
座薬・浣腸	• 直腸付近に貯留した便が排便できない場合に使用する （薬剤の例：ビサコジル、グリセリン浣腸、オリーブオイル浣腸）
末梢性μオピオイド 受容体拮抗薬	• 蠕動運動の抑制、腸液分泌の抑制、水分吸収の亢進を改善する （薬剤の例：ナルデメジン）
セルフケア	• 経口摂取が可能なら水分や食物繊維を摂取する • 腹部のマッサージ、腹部や腰部の温罨法など

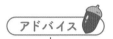
アドバイス

　OICの進行により、宿便（腸内に長時間滞留する糞便）が貯留し、**溢流性便秘**（直腸付近で便塊が貯留し、その脇をすり抜けて下痢が出てくる状態）となることがあります。

　「排便はありましたか？」とただ問いかけるだけでなく、回数、量、便性、すっきり感まで含めて観察することが大切です。

■ 末梢性μオピオイド受容体拮抗薬

　ナルデメジン（スインプロイク®）は、OICの治療薬です。腸管の末梢神経に存在するμ受容体に直接作用し、オピオイドによる便秘を予防・改善します。海外のガイドラインに基づき、浸透圧性下剤や大腸刺激性下剤などを投与しても排便がみられない場合に追加することを基本としています。

　しかし、便秘となってから開始するよりも、オピオイドの離脱症状である下痢の予防も考慮し、オピオイド開始と同時に使用するほうが患者さんにとってはメリットがあるように思われます。

　ただし、使用に際してはOIC以外の便秘には効果がないこと、内服以外の剤形がないこと、さらには、2023年6月の時点で1錠約277円と薬価がやや高いことなども考慮する必要があります。

■ オリーブオイル浣腸

　オリーブオイル浣腸は、硬便を浸軟させる効果があります。グリセリン浣腸液よりも刺激が少なく腹痛を誘発しないというメリットがあり、衰弱し、体力の消耗を避けたいEnd of Lifeにある患者さんには適している方法といえます。当院では、表12のような指示で実施しています。

表12　オリーブオイル浣腸の実際

❶ 医療用オリーブオイル（オリブ油）を準備する
❷ カテーテルチップ型のシリンジにネラトンカテーテル（14Fr 〜16Fr）を装着する
❸ ❷で準備したシリンジにネラトンカテーテルを介してオリーブオイル50mLを吸引する
❹ ネラトンカテーテルを肛門から挿入し１〜２分かけて注入する
❺ 注入後、便を浸軟させるために数時間以上置いてから排便を促す
※ 便秘時１日１回、排便があるまで連日実施。排便があったら中止し、再度便秘になったら実施する

非薬物療法

　痛みとは情動体験でもあり、全人的苦痛としてとらえて対応していくことが求められます。そのため、鎮痛薬による疼痛治療に加え、**痛みの閾値を高めるケア（痛みの感じかたを軽減させるケア）** をとり入れていくことが必要です（図5）。

図5　痛みの閾値にかかわる要素

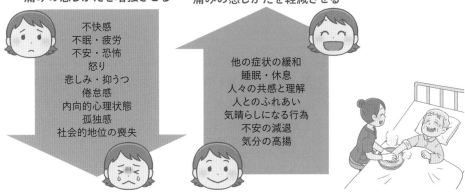

痛みの感じかたを増強させる　　**痛みの感じかたを軽減させる**

不快感
不眠・疲労
不安・恐怖
怒り
悲しみ・抑うつ
倦怠感
内向的心理状態
孤独感
社会的地位の喪失

他の症状の緩和
睡眠・休息
人々の共感と理解
人とのふれあい
気晴らしになる行為
不安の減退
気分の高揚

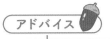

アドバイス

　End of Lifeにある患者さんのケアとして大切なことは、**患者さんの痛みを緩和するという視点に加え、患者さんに痛みを与えないという視点**です。患者さんの病態や体力、ADLの状況、さらには好みを確認し、患者さんにとって安全で負担が少なく心地よいと感じられるケアを実施していきます。

　医療者でなくても行えるケアなので、家族の意向をくみながら、**家族にもケアに参加してもらいましょう**。家族の満足感や達成感にもつながります。

患者さんの痛みに関心を向け、そばにいる

End of Lifeの時期、痛みによってつらい気持ちでいる患者さんに対して医療者が痛みを理解しようとする姿勢、痛みを何とかしたいという思いに基づくアプローチは、患者さんと心を通わせるきっかけとなります。そこで信頼関係を築くことができれば、そばにいてくれる医療者の存在そのものが、患者さんにとっての安心や喜びや癒しといった痛みのケアになります。また、家族にとっても同様に、心強い頼れる存在と認識してもらえます。

マッサージ・タッチング

肩や背部、手や足へのマッサージは、筋の緊張の改善、血行やリンパの流れの改善、リラクセーション効果により、痛みをやわらげます。また、マッサージやタッチングで痛みの部位に触れるケアは、触覚を刺激することで痛みの伝達を抑制します（ゲートコントロール理論）。

マッサージももみほぐすというよりは、手のひら全体でやさしく、ゆっくり触れる、圧をかける、さすることがポイントです。人の温もりを感じることができるので、不安や抑うつの改善も期待できます。

温める・冷やす

ホットパックや電気毛布、入浴（足浴・手浴）などにより温めるケアは、局所の血行を促進して発痛物質の排泄を促し、組織への酸素・栄養の補給促進、筋の緊張や関節拘縮の改善、神経の興奮を鎮めることで痛みをやわらげます。

アイスパックや氷枕などにより冷やすケアは、局所の血管を収縮させて代謝や酸素消費を抑え、炎症を鎮めることで痛みをやわらげます（図6）。

実施する際は、衰弱によるるいそうや循環障害、知覚鈍麻による皮膚障害、出血傾向・外傷・炎症性疾患などの病態による禁忌を考慮して実施することが重要です。

図6 温める・冷やすケアの効果

温める

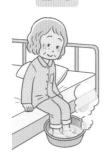

- 局所の血行を促進
- 組織への酸素・栄養の補給促進
- 筋緊張・関節拘縮の改善
- 神経の興奮を鎮める

冷やす

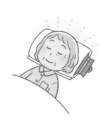

- 局所の血行を抑制
- 代謝・酸素消費を抑制
- 炎症を鎮める

■ リラクセーション

呼吸法は、痛みにより優位になる交感神経系の反応を最小限に抑え、酸素消費や心拍数、呼吸回数を減少させ、血圧を低下させる効果があります。吸気よりも呼気を少し長めに、ゆっくり深い深呼吸を数回行います。そばにいて軽く肩をタッチングしながら一緒にリズムをとると、患者さんも呼吸を合わせやすくなります。

■ ポジショニング・ROM 訓練（関節可動域訓練）

ポジショニングは、拘縮や筋力低下により出現する痛みを予防します。ベッド上での良肢位保持を意識しながら、患者さんが安楽と感じる体位に整え、患者さんの痛みの部位に負荷がかからないよう、隙間を埋めるようにしてクッションを使用し安定させます。

廃用症候群の予防を目的として、ベッド上で上肢・下肢の挙上や肘関節・膝関節の屈曲など、軽微なROM（range of motion）訓練を行います。ゆっくり、やさしく身体を動かすことによって気分転換にもなります。自律存在を肯定する意味では、スピリチュアルケアとしての効果も期待できます。

（髙橋紀子）

引用文献

1）　日本疼痛学会理事会：改定版「痛みの定義：IASP」の意義とその日本語訳について. 2020.
　　https://jasp.pain-research-jasp.org/pdf/notice_20200818.pdf（2023.6.1. アクセス）
2）　International Association for the Study of Pain. IASP Announces Revised Definition of Pain.
　　https://www.iasp-pain.org/PublicationsNews/NewsDetail.aspx?ItemNumber=10475,2022（2023.6.1. アクセス）
3）　van den Beuken-van Everdingen MHJ, Hochstenbach LMJ, Joosten EAJ, et al. Update on prevalence of pain in patients with cancer: systematic review and meta-analysis. *Journal of pain and symptom management* 2016；51（6）：1070-1090. e9.
4）　Seow H, Barbera L, Sutradhar R et al. Trajectory of performance status and symptom scores for patients with cancer during the last six months of life. *Journal of clinical oncology* 2011；29（9）：1151-1158.
5）　Solano JP, Gomes B & Higginson IJ. A Comparison of Symptom Prevalence in Far Advanced Cancer, AIDS, Heart Disease, Chronic Obstructive Pulmonary Disease and Renal Disease. *Journal of pain and symptom management* 2006；31（1）：58-69.

参考文献

1）　日本緩和医療学会 ガイドライン統括委員会編：がん疼痛の薬物療法に関するガイドライン 2020年版 第3版. 金原出版, 東京, 2020.
2）　慢性疼痛診療ガイドライン作成ワーキンググループ編：慢性疼痛診療ガイドライン. 真興交易（株）医書出版部, 東京, 2021.
3）　日本緩和医療学会編：専門家をめざす人のための緩和医療学 改訂第2版. 南江堂, 東京, 2019.
4）　余宮きのみ：ここが知りたかった緩和ケア 改訂第2版. 南江堂, 東京, 2019.
5）　髙橋美賀子, 梅田恵, 熊谷靖代編著：ナースによるナースのためのがん患者のペインマネジメント 新装版. 日本看護協会出版会, 東京, 2014.
6）　日本緩和医療学会 緩和医療ガイドライン委員会編：がんの補完代替療法クリニカル・エビデンス 2016年版. 金原出版, 東京, 2016.
7）　角田直枝, 濵本千春編：がん疼痛ケアガイドーベスト・プラクティスコレクション. 中山書店, 東京, 2012.

呼吸器症状

2

呼吸困難

　呼吸困難とは、「呼吸時の不快な感覚」[1]で、主観的な症状です。患者さんは「息苦しい」「息ができない」など、身体的な感覚として訴えることがあります。

　また、会話や歩行、入浴、睡眠など日常生活に支障をきたし、不安や死への恐怖を感じていることもあり、身体的・精神的・社会的・スピリチュアルな苦痛として「全人的な呼吸困難（total dyspnea）」としてもとらえられます。

　呼吸困難の原因は多様であり、表1のように分類されます。呼吸困難は個別性が高く多面的で、原因も複雑に関連し合っていることがあるため、患者さんがどのような体験をしているのか理解し、総合的なアプローチをすることが求められます。

表1 呼吸困難の主な原因

がんに関連した原因	肺内腫瘍や悪性胸水など
がんの治療に関連した原因	放射線肺臓炎やがん薬物療法に伴う間質性肺炎など
がんに関連しない原因	COPDや不安、抑うつなど

■ 症状のアセスメント

　がんの患者さんでは、46～59％が中等度から重度の呼吸困難を自覚し[2]、疾患の進行とともに重症度や頻度が上昇し、特に死の1～2週間前から高くなるといわれています[3]。

　問診による主観的な評価、身体所見による客観的な評価、検査所見などを確認し（表2）、医療チームで情報共有しアセスメントを深めることが重要です。

表2 主なアセスメント項目

問診 （患者さん・家族）	・主観的な評価 ・現病歴、既往歴、生活歴 ・呼吸困難の量（程度、強度）や質（努力感、絞扼感、窒息感など）、生活への影響 ・軽快・増悪因子
観察 （身体所見）	・チアノーゼの有無 ・呼吸補助筋の収縮の有無 ・呼吸数、呼吸の深さ、呼吸のリズム
検査所見 （医師に確認）	・血液検査 ・動脈血液ガス分析 ・胸部単純X線検査

■ 症状への対処

①原因疾患の治療

呼吸困難の症状マネジメントの基本は、原因を治療することが前提となります。原疾患に対する放射線照射や気管閉塞に対するステント挿入などで症状緩和が図れる場合もありますが、治療には侵襲性もあります。そのため、治療効果の見込み、治療効果が得られるまでの時間、予後の見通しや、患者さんの希望などをふまえて多職種で検討する必要があります。

②酸素投与

低酸素血症のある患者さんの呼吸困難に対して、**酸素投与**が有効であったと報告されています。がん患者さんの場合でも、低酸素血症を伴う場合や酸素投与により呼吸困難がやわらぐ場合には使用します。

③モルヒネの投与

モルヒネの全身投与は、がん患者さんの呼吸困難に有効であると証明されており、モルヒネには表3のような効果があるといわれています。

表3 呼吸困難に対するモルヒネの効果

❶ 呼吸中枢における呼吸困難の感受性を低下させる
❷ 呼吸回数を減らし、換気運動による酸素消費量を減少させる
❸ 気道のオピオイド受容体を介して気道分泌や咳嗽を抑制する
❹ 中枢性鎮咳効果がある
❺ 内因性エンドルフィンの誘発
❻ 中枢性鎮静効果がある
❼ 心不全の改善効果がある

ただし、死が迫っている患者さんに対しては有効性や安全性について根拠が乏しいため、副作用や効果を十分に観察・評価して使用する必要があります。腎機能の低下によりモルヒネの使用が困難な場合には、モルヒネ以外のオピオイドの使用も検討しますが、他のオピオイドがすでに使用されている場合には、投与中のオピオイドの増量やモルヒネの上乗せ併用を行うことがあります。

④ベンゾジアゼピン系薬の投与

呼吸困難と不安は密接に関連しています。呼吸困難が不安を引き起こし、一部の患者さんでは不安が呼吸困難を悪化させることがあります[4]。ベンゾジアゼピン系薬（ロラゼパムやエチゾラムなど）は、その抗不安作用そのものが呼吸困難を軽減すると考えられており、呼吸困難時に頓用薬として使用することがあります。

End of Lifeにおいては、モルヒネだけでは症状緩和が図れない場合にはモルヒネとベンゾジアゼピン系薬の併用で呼吸困難が改善された[5]という報告もありますが、**呼吸**

抑制などに注意する必要があります。

⑤コルチコステロイドの投与

コルチコステロイドは、抗炎症作用により呼吸困難を軽減すると考えられ[6]、がん性リンパ管症、上大静脈症候群、気管狭窄、薬剤性肺障害、放射線肺臓炎などに使用されることがあります。

⑥輸液管理

輸液量が多すぎると、体液貯留により胸水、気管分泌過多などを生じ、呼吸器症状の増悪につながることがあります。また、多臓器不全がある場合にも、輸液量により呼吸不全を合併する場合もあります。そのため、必要以上の輸液によって患者さんの苦痛が増強していないか注意深く観察し、輸液量を調整していく必要があります。

■ ケアの実践

①環境調整

患者さんが呼吸を安楽に行うために、心地よいと感じる支援が重要です。着衣は呼吸を妨げないゆとりあるものにし、寝具も保湿性にすぐれた軽量の素材が望ましいです。室温は低めに設定し、乾燥は咳嗽を誘発して呼吸困難を増悪させるため、十分に加湿し環境を整えましょう。うちわや扇風機による顔面への送風・冷気刺激については、その有効性が報告されています[7]。

②体位の工夫

呼吸と活動は密接に関係していることから、活動とともに呼吸困難が悪化することがあります。横隔膜を下げ胸郭を他動的に拡張できるように、座位でオーバーテーブルを使用し、背部にクッションを置くなど安楽な体位を工夫しましょう（図1）。

酸素消費量の増加やエネルギー消費を避けるため、必要なものは身近に置くよう環境整備し、食事や清潔、排泄の動作は、呼吸状態を観察しながら介助しましょう。

図1 安楽な体位と環境調整のイメージ

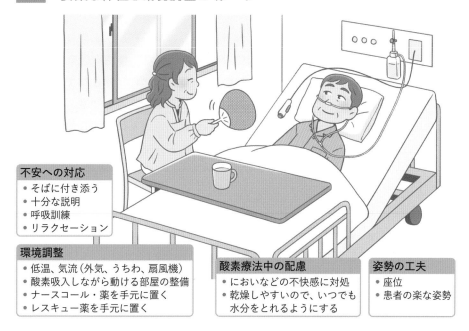

不安への対応
- そばに付き添う
- 十分な説明
- 呼吸訓練
- リラクセーション

環境調整
- 低温、気流（外気、うちわ、扇風機）
- 酸素吸入しながら動ける部屋の整備
- ナースコール・薬を手元に置く
- レスキュー薬を手元に置く

酸素療法中の配慮
- においなどの不快感に対処
- 乾燥しやすいので、いつでも水分をとれるようにする

姿勢の工夫
- 座位
- 患者の楽な姿勢

③身体・精神・スピリチュアルな側面への複合的な介入

　運動療法・理学療法・作業療法・緩和ケアによる、身体・精神・スピリチュアルな側面への複合的な介入は、呼吸困難に対するコントロール感やQOLの向上につながる可能性が示されています[8]。患者さん・家族がどのような時間を過ごしたいと思っているか、患者さん・家族が大切にしたいことは何かを共有し、ケアの目標を具体的に検討することが重要です。

例：便秘による怒責を急な呼吸困難と感じて不安になっている患者さん
　↓
呼吸困難が生じるきっかけの有無と、レスキュー薬が役立っているかを確認する
- レスキュー薬や便秘治療薬の使用状況とその効果を患者さんと評価し、便秘治療薬の量や種類を変更する
- トイレまでの移動が負担であれば車椅子を使用する
- 移動前にレスキュー薬を使用する

咳嗽

//

　咳嗽とは、短い吸気に引き続いて声門が部分的に閉鎖し、胸腔内圧が上昇して、気道分泌物である痰（図2）や異物を強制的に喀出するための重要な生体防衛機能です。咳嗽は、気道内分泌貯留を伴う**湿性咳嗽**と、痰を伴わない**乾性咳嗽**に分類されます。

　がんに関連した咳嗽の原因としては、がんの浸潤による気道や胸膜の刺激、がん性心膜炎、がん性リンパ管症、肺炎、がん治療による肺線維化や、がんに関連しない喫煙歴による気道の炎症、分泌亢進などがあります。

図2　気道の構造と痰

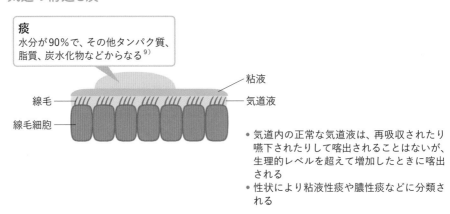

痰
水分が90％で、その他タンパク質、脂質、炭水化物などからなる[9]

粘液
気道液
線毛
線毛細胞

● 気道内の正常な気道液は、再吸収されたり嚥下されたりして喀出されることはないが、生理的レベルを超えて増加したときに喀出される
● 性状により粘液性痰や膿性痰などに分類される

■ 症状のアセスメント

　咳嗽は、肺がんの患者さんでは、診断時の65％以上で認められます[10]。End of Lifeには持続的な咳嗽により、食欲不振や嘔吐、疲労をもたらし、睡眠を妨げ体力を消耗させます。さらに、人とのコミュニケーションにも影響して精神的・社会的な苦痛にもつながるため、QOLを低下させます。また、夜間に増強する咳嗽は、同室で寝起きしている家族の不眠や不安にもつながります。

　表4のような項目をアセスメントし、咳嗽の原因を同定していきましょう。

表4　主なアセスメント項目

病歴	咳嗽の頻度、強さ、咳嗽の増悪因子、喀痰の有無、日常生活への影響
身体所見	バイタルサイン、呼吸状態、肺雑音の有無、咳嗽に伴う喘鳴・疲労感や胸痛の有無
検査所見	胸部X線、喀痰培養、胸部CT、気管支鏡検査※ ※病変の同定や治療方針決定のために有用だが、患者さんの全身状態や予後をふまえ、個別的に判断する必要がある

■ 症状への対処

咳嗽の治療で重要なのは、可能であれば原因治療を行うことです。ACE（angiotensin converting enzyme；アンジオテンシン変換酵素）阻害薬が原因となっている場合には投与を中止、喫煙が誘因となっている場合には禁煙により症状が軽減する[11]と報告されています。放射線肺臓炎やがん間質性肺炎に対しては、コルチコステロイドを投与します。

湿性咳嗽に対する薬物療法として、痰を取り除き咳嗽を軽減させる目的で去痰薬が用いられます。去痰薬には表5のような種類があり、痰の性状により選択する必要があります。

表5　去痰薬の種類

粘液溶解薬	痰の粘稠度を低下させる
粘液修復薬	痰の性状を生理的状態に近づける
粘液潤滑薬	痰の気道粘膜への粘着性を低下させる
分泌細胞正常薬	杯細胞の増殖を抑制する

乾性咳嗽で、原因治療を行っても症状緩和が図れない場合には、鎮咳薬を用います。鎮咳薬は大きく中枢性鎮咳薬と末梢性鎮咳薬に分類されます（表6）。

表6　主な鎮咳薬の分類

中枢性鎮咳薬	オピオイド（コデイン、モルヒネ）
	非オピオイド（デキストロメトルファン）
末梢性鎮咳薬	クロモグリク酸ナトリウムの吸入[12]（がん）

■ ケアの実践

咳嗽のケアは、湿性咳嗽か、乾性咳嗽かを見きわめて行う必要があります。

①湿性咳嗽のケア

効率よく咳嗽が行えるように十分な1回換気量、高い呼気圧、気道粘液を吐き出すための気流速度が必要となるため、患者さんの状態に応じた咳嗽法や体位ドレナージを行います。

病状の進行に伴い、大きく咳払いをして一気に痰を喀出することが困難となるため、小さく咳き込んで痰を移動させて喀出します。

患者さんの体力が消耗している場合には、長時間の同一体位による分泌物の貯留を防ぐため、左右交互に側臥位とします。また、病状に注意しながら吸引を行う場合もあります。

②乾性咳嗽のケア

　室温を低めに設定し、加湿器やネブライザーを用いて湿度50〜60％くらいに環境を整えます。口腔内の乾燥も咳嗽の誘発につながるため、口腔内を清潔に保ち、含嗽や口腔ケアスポンジなどで保湿します。

③体位調整

　喀痰が多く夜間にも咳嗽がある状態では、十分な休息がとれず体力消耗と疲労感が増強します。さらに活動性が低下して日常生活に支障が出ると、不安など精神面にも影響するため、咽頭や気管への刺激を最小限とした安楽な姿勢で過ごせるように工夫します。
　クッションを抱きかかえて座るような姿勢や、背部を15〜45度にギャッチアップ、あるいは背部にクッションを置いて背部を挙上し膝の下にバスタオルや枕を置くことで、横隔膜に腹圧がかからず楽に過ごしやすくなります（図3）。

図3　呼吸が楽な体位調整の例

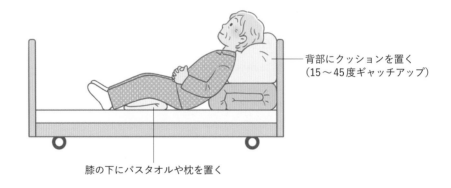

背部にクッションを置く
（15〜45度ギャッチアップ）

膝の下にバスタオルや枕を置く

喘鳴

喘鳴は、気道の部分的な狭窄により、呼吸の際に鳴る音です。死の差し迫った患者さんにおいて聞かれる死前喘鳴は、呼吸に伴う不快な音[13]と定義されていて、上気道部に蓄積した気道分泌物の振動により、ゴロゴロと音が発生する状態をいいます。

症状のアセスメント

死前喘鳴は、がんの終末期では23〜92％に発現し、意識混濁、下顎呼吸、四肢チアノーゼ、橈骨動脈触知不可と並んで、死期が迫っていることを示す5つの徴候のうちの1つとされています。

喘鳴のアセスメントでは、音の原因、喘鳴が改善する可能性の有無、予後や苦痛の程度、身体所見を総合的に評価します。

症状への対処

死前喘鳴には、気道・肺病変からの分泌、感染、肺水腫、出血が原因の**偽性死前喘鳴**と、嚥下障害による唾液誤嚥や痰喀出困難による**真性死前喘鳴**があります。

偽性死前喘鳴への対処としては、全身状態に応じた感染症への抗菌薬、腫瘍分泌へのコルチコステロイド、肺水腫への利尿薬、痰の性状に合わせた去痰薬などが選択肢となります。

真性死前喘鳴では、エビデンスとしては乏しいのですが、気道分泌物の産生を抑制する目的で抗コリン薬が用いられています。予後が数日と限られてきている場合には、患者さん・家族の意向を確認し、可能な限り輸液を500mL/日以下に減量することで、気道分泌量が減少する可能性があります。

ケアの実践

①家族ケア

意識レベルの低下している患者さんは、喘鳴があっても苦痛と感じていない可能性が高いといえます。しかし、そばで付き添っている家族にとっては、患者さんが苦しんでいるように感じられ、つらさにもつながります。喘鳴が出現した場合には、家族の反応をみながら、死にゆく過程において自然な現象の1つであること、多くの場合患者さんは苦痛を感じていないことを説明します。

「何も治療してもらえないのではないか」と不安を抱く家族もいるため、患者さんの個別性を考慮し、医師や看護師、家族みんなで一緒に話し合う機会をもちましょう。十分に相談して決めていくことを伝え、家族のつらさに配慮しましょう。

②体位調整

喘鳴が起こった場合は、唾液が咽頭部に垂れ込まないように顔を横に向け、上半身を

少し上げて、分泌物によって呼吸が妨げられないように体位を工夫します（図4）。

図4 喘鳴が起こったときの体位調整（例）

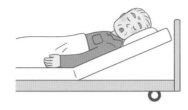

顔を横に向け、
上半身をやや挙上します。

③口腔ケア

　口腔内に貯留した唾液が咽頭部に垂れ込まないように、口腔ケアスポンジや綿棒などで口腔清拭を行い、舌苔や痰を除去し保湿に努めます。

　吸引により一時的に喘鳴がやわらぐ場合もありますが、しばらくするとまた同じ状態になってしまう場合や、分泌物が吸引できず喘鳴が改善しない場合もあります。吸引自体が患者さんやそれを見ている家族の苦痛につながることもあるため、効果とのバランスを考えて行う必要があります。

（久山幸恵）

引用文献

1）日本緩和医療学会 緩和医療ガイドライン委員会編：がん患者の呼吸器症状の緩和に関するガイドライン 2016年版．金原出版，東京，2016：14.
2）Chan K,Tse DMW, Sham MMK, et al. 8.2 Dyspnoea and other respiratory symptoms in palliative care. In: Cherny N, Fallon M, Kaasa S, et al. eds. Oxford Textbook of Palliative Medicine . 5th ed. Oxford University Press, New York, 2015: 421-429.
3）Currow DC, Smith J, Davidson PA, et al. Do the trajectories of dyspnea differ in prevalence and intensity by diagnosis at the end of life? A consecutive cohort study. *Journal of pain and symptom management* 2010; 39(4): 680-690.
4）Navigante AH, Cerchietti LCA, Castro MA, et al. Midazolam as adjunct therapy to morphine in the alleviation of severe dyspnea perception in patients with advanced cancer. *Journal of pain and symptom management* 2006; 31(1): 38-47.
5）鈴木梢：Ⅲ 呼吸をする 患者さんの呼吸が苦しいときにはなにがおこっているのか〜その症状と症状マネジメント〜．がん看護 2020；25：439-443.
6）日本緩和医療学会 緩和医療ガイドライン委員会編：がん患者の呼吸器症状の緩和に関するガイドライン 2016年版．金原出版，東京，2016：51.
7）Kako J, Morita T, Yamaguchi T, et al. Fan Therapy Is Effective in Relieving Dyspnea in Patients With Terminally Ill Cancer: A Parallel-Arm, Randomized Controlled Trial. *Journal of pain and symptom management* 2018; 56(4): 493-500.
8）Higginson IJ, Bausewein C, Reilly CC, et al. An integrated palliative and respiratory care service for patients with advanced disease and refractory breathlessness: a randomized controlled trial. *The Lancet. Respiratory medicine* 2014; 2(12): 979-987.
9）玉置淳：気道分泌の調整機構と病態生理．日本呼吸器学会誌1998；36（3）：217-223.
10）Kvale PA. Chronic cough due to lung tumors: ACCP evidence-based clinical practice guidelines. *Chest* 2006；129（1 Suppl）：147S-153S.
11）日本呼吸器学会 咳嗽・喀痰の診療ガイドライン2019作成委員会編：咳嗽・喀痰の診療ガイドライン2019．日本呼吸器学会，東京，2019；5-8, 29-102.
12）Moroni M, Porta C, Gualtieri G, et al. Inhaled sodium cromoglycate to treat cough in advanced lung cancer patients. *British journal of cancer* 1996; 74(2): 309-311.
13）日本緩和医療学会 緩和医療ガイドライン委員会編：がん患者の呼吸器症状の緩和に関するガイドライン 2016年版．金原出版，東京，2016：47.

参考文献

1）恒藤暁：最新緩和医療学．最新医学社，大阪，1999：120.
2）日本緩和医療学会編：専門家をめざす人のための緩和医療学 改訂第2版．南江堂，東京，2019：172-177.
3）佐藤一樹：咳嗽．宮下光令編，ナーシング・グラフィカ 成人看護学6 緩和ケア 第3版，メディカ出版，大阪，2022：121-122.

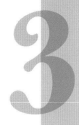

消化器症状

食欲不振

食欲不振とは「食事を摂取したい欲望が喪失している状態」[1] であり、体力が消耗する、体重が減少するなどの症状としてとらえることができます。また、食事をすることは、生きていくなかでの楽しみととらえる人も多く、思うように摂取できないことは、QOLの低下につながります。

食欲不振の原因はさまざまで、消化管の閉塞や電解質異常、がん悪液質（p.181）などの身体的要因、不安やストレスに伴う精神的要因、入院などに伴い食事環境や食習慣が変化したことなどの社会的な要因に整理することはできますが、多くの場合これらの要因は単独ではなく、多様に絡み合って生じています。

また、家族や介護者にとっては、患者さんに少しでも口から栄養を摂って元気になってもらいたいといった思い（p.62）に対する無力感を抱くことで、介護や病状への不安につながることがあります。

症状のアセスメント

病状の進行とともに食欲が低下していくことは多くみられます。食欲不振は患者さんの主観的な症状であるため、食欲不振の程度や実際の食事量とあわせて、食べることや食べたい思いなどにひもづく患者さんの価値観や認識にも着目し、アセスメントしていきます。

症状への対処

食欲不振の原因を検討し、改善の見込まれる病態であれば治療を検討します。

がん薬物療法・放射線治療が原因ではないがん患者さんの食欲不振に対しては、ステロイドの投与を行うことが推奨されています（表1）。ステロイドは、がん末期を含む重症消耗性疾患の全身状態の改善にも、臨床で多く使用されています。

しかし、長期的な使用や、生命予後が限られた患者さんが使用する際には、効果と有害事象をていねいにアセスメントしていく必要があります[2]。

表1 ステロイドの使用方法

漸減法	リンデロン4〜6mg/日を3〜5日間投与 ・効果なし →中止 ↓効果あり ①生命予後が不明確、または、3か月以上 　長期投与による合併症を避けるため1〜5日間の短期投与を反復 ②生命予後が3か月未満 　長期投与による合併症を観察しながら、効果の維持できる最小量に漸減（0.5〜4mg/日）
漸増法	0.5mg/日から開始し、0.5mgずつ4mg/日まで増量

森田達也, 木澤義之, 梅田恵, 他編：3ステップ実践緩和ケア. 第2版. 青海社；2018：134. より一部改変して転載

■ ケアの実践

①食事内容の工夫

　食欲不振のある患者さんに対して食事を無理に勧めるのではなく、患者さんの嗜好や食事形態、これまでの食文化や習慣に合わせた工夫を考えます。栄養を摂ることや食事量を維持することにこだわりすぎないようにし、食べたいときに食べられそうなものを口にしてもらうようにしましょう。

　「食べたいけれど食べられない」「食べたくない」といった思いを共感的に受け止め、これまでの食生活の様子や好みをていねいに聴きながら、実施可能な食事形態の工夫や食事環境の配慮を行っていきます。

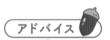 アドバイス

「これまで慣れ親しんだ家庭の味噌汁が好き」「バナナは栄養が摂れるから食べるようにしている」など、どのようなものであれば口に入れることができそうか、患者さんや家族、栄養士とも一緒に相談するのもよいでしょう。量は少なくても、食べられるものをおいしく食べることに意識を向けられるようケアします。

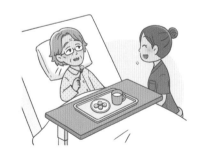

②口腔ケア

口腔内の乾燥や口内炎、痛みがある場合や、るいそうにより義歯が合わない場合なども食欲不振の原因となるため、口腔内を観察し、継続的にケアを行っていきます。口腔内の乾燥や口内炎、痛みがある場合は**口腔ケア**の方法を検討し、ケアを行っていきます。

③食べることに対する思いの確認

食べることや食欲は体調や病状のバロメーターととらえている人や、生きる楽しみととらえている人もいます。**患者さん・家族の食に対する価値観や思いを**ていねいに聴き、患者さんや家族が負担なくできることを日々のケアに取り入れていくことが大切です。

また、このようなケアは、家族の無力感や自責の念に伴うつらい気持ちをやわらげることにもなります。

（波多江　優）

引用文献

1）　日本緩和医療学会 ガイドライン統括委員会編：がん患者の消化器症状の緩和に関するガイドライン 2017年版. 金原出版, 東京, 2017：34.
2）　日本緩和医療学会 ガイドライン統括委員会編：がん患者の消化器症状の緩和に関するガイドライン 2017年版. 金原出版, 東京, 2017：104-106.

参考文献

1）　宮下光令, 林ゑり子編：看取りケアプラクティス×エビデンス－今日から活かせる72のエッセンス. 南江堂, 東京, 2018：129-133.
2）　Kuebler KK, Berry PH, Heidrich DE編著, 鳥羽研二監訳：エンドオブライフ・ケア－終末期の臨床指針. 医学書院, 東京, 2004：272-280.

悪心・嘔吐

　悪心は、消化管の内容物を口から吐出したいという切迫した不快な感覚[1]と定義される主観的な症状です。嘔吐を伴う場合と、そうでない場合があります。

　嘔吐は、消化管の内容物が口から強制的に排出されること[1]を指す客観的な症状です。

■ 症状のアセスメント

　悪心・嘔吐の頻度はがん（p.118）40～70％[2]とされ、予後1か月くらいから急に増加します[3]。末期の心不全（p.124）では主に腸管浮腫に伴って約20％[4]に悪心が起こります。腎不全（p.129）では尿毒症の進行に伴って13～34％[4]に悪心・嘔吐が出現すると報告されています。

　がん患者さんの悪心・嘔吐の原因は、病態や治療の影響など多岐にわたり、同時に複数がかかわっていることもあります。病歴や症状の特徴などの問診とフィジカルアセスメントを駆使し、患者さんの訴えから考えられる原因や悪心・嘔吐がもたらす支障を、生活の側面や他の症状との関連性などからアセスメントし（表1）、マネジメントの目標設定を行います。

■ 症状への対処

①がん患者さんの悪心・嘔吐

　制吐薬の選択と、原因に応じた治療の2本立てで進めます。患者さんの訴えを手がかりに制吐薬を選択しますが（表2）、さまざまな機序が絡み合っていることも多いため、多くの受容体に作用する薬剤をまず使用する方法もあります。

　また、悪心・嘔吐の原因に応じて、原因疾患の治療や薬剤調整、心理的サポートなどを行います（表3）。治療や検査のなかには、それ自体が負担になるものや、効果が出るまでに一定期間を要する治療もあります。悪心・嘔吐による苦痛の程度と全身状態、生命予後などをQOLの視点から患者さん・家族・関係職種でよく話し合うことが大切です。

②がん以外の疾患の End of Life における悪心・嘔吐

　心不全はその治療自体が症状緩和になるため、強心薬や浮腫に対する利尿薬の投与などを行い、臓器機能の維持や腸管浮腫の軽減を図ります。

　腎不全では腎機能に注意しながら制吐薬を使用します。

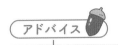

アドバイス

　　上部消化管閉塞では胃内容物のドレナージが選択肢に挙がりますが、「吐けば楽になる」「管は死んでも入れたくない」など、患者さんによって何が苦痛かは異なります。よく話し合ったうえで、胃管の選びかた・使いかたを工夫し（図1）、患者さんに合わせた方法を選択します。

表1　がん患者さんの悪心・嘔吐の大まかなアセスメント

主な原因	随伴症状	所見・特徴	自覚症状
腹水	• 腹部膨満、臍が盛り上がっている • 呼吸しにくい • 下肢の浮腫	• 打診で波動を認める • 腹部エコー、CTなど画像所見で腹水がみられる	
上部消化管閉塞	• 腹痛がある • 腹部を圧迫すると悪心が強くなる	• 上腹部の膨満、膨隆 • 食後に大量嘔吐し、吐くと痛みや悪心が楽になる • 吃逆（しゃっくり）、えずき • 制吐薬の効果が乏しい • 胃や小腸、膵臓など上部消化管の病変	• 食事をすると悪心・嘔吐が生じる • すぐ満腹になる
実質臓器の病変の影響		• 嘔吐しても腹痛が楽にならない • 痛みの場所に一致した病変 • 黄疸や貧血など臓器障害	
便秘、下部消化管閉塞	• 下腹部の張り • 曖気（ゲップ）や吐物からの便臭・悪臭	• しばらく排便がない／触診で便塊が触れる • 水様性の下痢が少量：溢流性便秘 • 聴診で腸蠕動の局所的な亢進や金属音 • 腹部単純X線で便塊、サブイレウス、イレウス	• 1日中、悪心が続き、吐いても収まらない
代謝障害、臓器障害	• 腹部症状なし • 軽度の意識障害	• 意識障害（せん妄）の存在 • 血液検査で高カルシウム、低ナトリウム、副腎不全 • 羽ばたき振戦など臓器障害を示唆する所見	
薬剤やがん治療の影響	• 腹部症状なし • 意識障害なし	• 最近まで続いていたがん薬物療法 • オピオイドの開始、増量、スイッチング • 鉄剤、NSAIDs、ステロイドなどの長期投与 • 腹部への放射線照射後	
中枢神経の病変または良性のめまい症	• 起床時に悪心が強い、頭痛がある • 意識障害 • めまいや耳鳴	• 運動障害、高次脳機能障害、認知機能障害などの随伴症状 • 髄膜刺激症状（項部硬直など） • 画像で頭蓋内病変を確認 • 頭部の画像を最近確認していない	• 悪心がなく突然嘔吐（噴出状嘔吐）
心理的要因との関連	• 不安や恐怖、抑うつ、嫌悪感など	• 諸検査で特段の原因となる病態がない	• 心理反応を伴うこともあるが自覚のないこともある • その他

表2 制吐薬の選択

主な原因	選択しうる制吐薬	注意点・使い方のコツ	患者さんの訴えの例
消化管運動の低下	消化管蠕動亢進薬：メトクロプラミド（プリンペラン®）	• がん性腹膜炎で局所的に腸蠕動が亢進しているときは、腹痛や悪心・嘔吐の悪化、穿孔などのリスクがあるため使用しない	「少し食べるとすぐおなかがいっぱいになる」「胃にずっと食べ物が残っている感じ」
オピオイド誘発性悪心・嘔吐（OINV）代謝異常（高カルシウム血症、尿毒症性物質）	ドパミン受容体拮抗薬：ハロペリドール（セレネース®）、プロクロルペラジン（ノバミン®）、クロルプロマジン（コントミン®）	• 漫然と長期投与しない（アカシジアに注意） • 1〜2週間で効果がなければ制吐薬の変更やオピオイドの変更を検討	「痛み止めの麻薬を飲み始めてから1日中気持ち悪い」「気持ち悪いし、頭がぼーっとする」
前庭神経の刺激	ヒスタミンH₁受容体拮抗薬：ジフェンヒドラミンサリチル酸塩・ジプロフィリン（トラベルミン®）、ヒドロキシジン（アタラックス®-P）、d-クロルフェニラミン（ポララミン®）	• 眠気が出やすい • 深刻な合併症がないため使いやすい • 「乗りもの酔いの薬」として一般に知られているため不安が少ない	「動くと気持ち悪い」「めまいがして気持ち悪い」
迷走神経から嘔吐中枢への刺激	ムスカリン受容体拮抗薬：ブチルスコポラミン（ブスコパン®）		「おなかがゴロゴロして痛い、吐き気もある」
複数の原因がある、特定できない	多次元受容体拮抗薬（MARTA）オランザピン（ジプレキサ®）セロトニン受容体阻害作用のある抗うつ薬：ミルタザピン（リフレックス®）	• オランザピンは糖尿病には禁忌（高血糖の副作用あり）。口腔内崩壊錠があるので内服の負担が少ない • ミルタザピンは鎮静効果が強く深い睡眠を増やすので、不眠や不安の強い場合に効果的	「内服薬を増やしたくない」「吐き気で眠れない」「食欲がなくてつらい、気持ちが落ち込む」
腫瘍周囲の炎症性浮腫	コルチコステロイド：デキサメタゾン（デカドロン®）、プレドニゾロン（プレドニン®）	• 1週間程度で効果を評価し、漫然と使わない • 長期になると副作用が増える • 胃潰瘍による悪心に注意	「おなかがはって気持ち悪い」

OINV：opioid induced nausea and vomiting　　MARTA：multi-acting receptor targeted antipsychotic

表3 悪心・嘔吐の原因と治療

主な原因	治療
消化管閉塞	• 経鼻胃管などによるドレナージ • 消化管ステント留置（食道ステント、十二指腸ステント、大腸ステントなど） • 緩和的外科手術（バイパスなど）
頭蓋内圧亢進	• コルチコステロイド、D-マンニトール投与、放射線照射の検討
代謝異常	• 高カルシウム血症：ビスホスホネート製剤投与、補液 • 低ナトリウム血症：ナトリウム補正、抗利尿ホルモン不適合分泌症候群（SIADH）など低ナトリウムの原因に対する治療 • 副腎不全：ヒドロコルチゾン（コートリル®）投与、ステロイド投与
消化性潰瘍	• 消化性潰瘍治療薬の投与：プロトンポンプ阻害薬（PPI）、ヒスタミンH₂受容体拮抗薬、制酸薬、選択的ムスカリン受容体拮抗薬など • 原因薬剤の中止：NSAIDsやステロイドなどの投与歴を確認、見直し • 心理的ストレスの緩和

SIADH：syndrome of inappropriate secretion of antidiuretic hormone　　PPI：proton pump inhibitor

図1 胃管の工夫

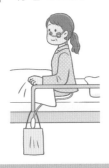

• チューブが鼻翼に当たらないようにする、同じ場所にチューブが当たり続けることは避ける
• ドレナージバッグの内容物が見えないようカバーをする
• ドレナージバッグの内容物は大量にためておかず、小まめに廃棄する
• 換気をよくする
• 口腔ケアを行い、爽快感を保つ
• 固定用のテープは目立たないようにする
• 常に同じやりかたで行う必要はなく、患者さんの希望に応じて、変更が可能であることを伝える

「管を入れるのが怖い」「前に入れたとき、痛かった」	「管を入れると見た目が恥ずかしい」「人前に出られない」「入れっ放しは嫌だ」	「のどが渇くのでゴクゴク水（水分）を飲みたい」「1日中、好きなように飲みたい」「少しでも飲むとすぐ吐いてしまう」

• 胃内容物の粘稠度が高くなければ径が細く、やわらかい管を使用 • 挿入前に患者さんに管を見せて触ってもらう • 入れてみて、つらければ抜いてもよいことを伝える • 緊張をほぐすため、事前にリラクセーションやストレッチをしておく • 挿入中はそばについて声をかけ、背中をさする	• 人に会うときはマスクを着用してもらう • 固定用のテープをマスクの中に納まる場所に貼る • 状況が許せば、人に会うときは抜いてしまうなど間欠的な使用にする	• 飲水後、吸引する • 飲水が頻回な場合は留置したままにしておくこともできるが、入浴時や日中などチューブのない時間をつくることも検討する • 留置しておく場合も、管が硬くなったり詰まったりしていないかなどを観察し、入れ替え時期を検討する

■ ケアの実践

　End of Lifeに起こる悪心・嘔吐に対するケアの明確な根拠は示されていません。この時期は複数の症状が出現することも多く、その人にとってどのくらい苦痛なのかという程度や緩和してほしい症状の優先順位は、より個別性が高くなります。

　どうしても食べたい、飲みたいという希望のある人や、悪心・嘔吐が何よりもつらい場合には、治療やケアを組み合わせてすみやかに対応します。

　End of Lifeの時期は体力の消耗が著しいため、ケアを足していくよりは、不快な刺激を避け、静かに過ごせる環境を整えるなど、**引き算の考えかたも必要になります**。近年はよい香りの柔軟剤や制汗剤、ハンドクリームなどが増えましたが、患者さんにとっては強い不快な臭気に感じることがあります。ケア提供者も環境の一部であることを意識しましょう。

　悪心・嘔吐に対するケアの例を表4にまとめました。病院など環境に限界がある場合でも、「これはできない」と考えるのではなく「どのようなことならできるか」という発想が大切だと思います。

| 表4 | 悪心・嘔吐に対する実践的ケアの例 |

体位の調整	・幽門や十二指腸の狭窄の場合、右側臥位で頭部を少し挙上する ・腹部を圧迫しない衣服を選択し、安楽な体位が無理なくとれるようクッションなど身体を支えるものを何種類か準備する ・嘔吐時は誤嚥防止のための体位をとる（側臥位、座位など） ・前かがみの姿勢が楽なこともあるため、オーバーテーブルの高さを調整し、腕や額を乗せるクッションなどを置いておく
口腔ケア	・口腔内に吐物や臭いが残ると悪心・嘔吐を誘発することがあるため、清涼感のある口腔洗浄剤で口腔ケアを行う ・悪心が強いときは含嗽だけでもよい。冷水・レモン水などを用いて簡易的に口のなかをさっぱりさせる ・含嗽用の水とガーグルベースンを手元に準備し、使用後はすみやかに片づける ・砕いた氷片を保冷カップや水筒に準備しておく
環境調整	・室温調整（温度・湿度は低めが楽）や臭気の除去などのため換気を行う ・多床室の場合、可能であればカーテンに囲まれた窓のない場所よりは、窓のある場所へベッドを移動し風の流れをつくるなどの配慮をする ・気分のよいときは、広く風の流れのある場所への散歩を計画する（車椅子でもベッドでも可。人の少ない時間のデイルームなど） ・悪心・嘔吐が続くと疲労が強まるため、強い光や騒音など環境からの刺激を減らす ・周囲への気兼ねがある場合は、個室への移動を希望に応じて検討する ・吐物はすみやかに見えない場所に片づける ・不安が強いときは訪問回数を増やすなど、気にかけていることを伝える ・オンライン面会や好きな音楽をかけるなど、閾値が上がるような気分転換を検討する ・強い香りの柔軟剤や制汗剤、ハンドクリームなどを避ける ・暗闇でのスマートフォンなど、強い光は悪心を惹起することがあるので避ける
食事	・病院では食事の時間が決められているため、給食を止め、好きなものを楽なときに少しずつ摂る方法でよいことを伝える ・食器のにおいが気になる場合は皿に移し替える ・小分けの食品（ひと口大のおにぎり、お菓子、果物、小さなゼリーなど）を準備してもらう ・患者さんの好みは変化していくため、同じものを大量に置かない ・栄養のすべてを口から摂らなくてよいことを患者さんと家族に説明する ・消化管の内腔が狭くなっている場合は、飲水は少量ずつにし、飲んだら吸引する
排便マネジメント	・便秘が悪心の原因になっている場合は排便マネジメントを行う ・内服が増えすぎないよう剤形を検討する

（柏木夕香）

引用文献
1) 新城拓也, 久永貴之：用語の定義と概念. 日本緩和医療学会 ガイドライン統括委員会編, がん患者の消化器症状の緩和に関するガイドライン 2017年版, 金原出版, 東京, 2017：11.
2) 新城拓也：悪心・嘔吐の原因. 日本緩和医療学会 ガイドライン統括委員会編, がん患者の消化器症状の緩和に関するガイドライン 2017年版, 金原出版, 東京, 2017：17.
3) 恒藤暁：最新緩和医療学. 最新医学社, 大阪, 1999：19.
4) Janssen DJA, Spruit MA, Wouters EFM, et al. Daily symptom burden in end-stage chronic organ failure: a systematic review. *Palliative medicine* 2008; 22(8): 943.

参考文献
1) 白石龍人, 山口崇：吐き気がする－腹部なのか あたま（めまい）なのか. 緩和ケア 2021；31（6）：447-450.
2) 森田達也, 白土明美：エビデンスからわかる 患者と家族に届く緩和ケア. 医学書院, 東京, 2016：45-60.
3) 三橋由貴：悪心. 林ゑり子編著, 上村恵一医学監修, 緩和ケアはじめの一歩, 照林社, 東京, 2018：82-86.

悪液質症候群

　悪液質症候群（anorexia-cachexia syndrome、カヘキシー）は、がん、COPD、心不全、腎不全、関節リウマチ、後天性免疫不全症候群（AIDS）などの慢性疾患で生じます。

　なかでも、がん悪液質は「通常の栄養サポートでは完全に回復することができず、進行性の機能障害に至る、骨格筋量の持続的な減少（脂肪量減少の有無を問わない）を特徴とする多因子性の症候群」[1]と定義され、悪性腫瘍に伴う代謝異常に末梢組織の合成と分解の不均衡を生じることにより、食事摂取量の減少と基礎代謝量の増加、脂肪組織および骨格筋の異化亢進が合併して体重減少を生じます。

症状のアセスメント

　がん悪液質は、がん患者さんの50〜80％に発症し、胃がん、膵臓がんでは80％以上、大腸がん、前立腺がんでは50％、乳がん、白血病では40％に出現し、がん死亡原因の20％を占めると推定されています[2]。

　がん悪液質は前悪液質、悪液質、不応性悪液質の３つに分類されます。症状としては、体重減少、筋肉減少、食欲低下、食欲不振、貧血、疲労、体力および身体機能の低下などがみられます（図1）。患者さんに出現している症状と、血液検査による全身性炎症所見や予後を考慮し、死が差し迫っている患者さんには、苦痛が最小限となるように症状緩和を図ります。

図1 悪液質による症状

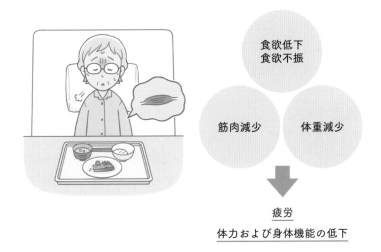

食欲低下
食欲不振

筋肉減少　　体重減少

疲労
体力および身体機能の低下

■ 症状への対処

がん悪液質の診断基準は、以下の通りです。

過去6か月間以内に、下記のいずれかを満たす場合に悪液質と診断される。
①5％を超える体重減少（飢餓がない場合）
②BMI 20未満の患者さんで2％を超える体重減少
③サルコペニアを示す四肢骨格筋指数（男性7.26kg/m²未満、女性5.45kg/m²未満）を認め、2％を超える体重減少

がん悪液質の治療は、骨格筋や脂肪組織を回復維持することを目的に行います。薬物療法において、NSAIDsは抗炎症作用により、体重・骨格筋量を回復・維持させることが示唆されており、コルチコステロイドはがん悪液質を有する患者さんの食欲や体重を増加させる[3, 4]こと、アナモレリン塩酸塩は進行非小細胞肺がんと消化器がんの悪液質患者さんにおいて食欲と除脂肪体重を改善させる[3, 5]ことが示されています。

病態の複雑さや心理社会的な苦痛も影響し合っていることから、単一の治療ではなく、多職種による薬物療法、栄養サポート、運動療法、心理社会的ケアなど、複数の治療を組み合わせた集学的治療が必要となります。

■ ケアの実践

①アセスメントと症状緩和

栄養に影響する症状（NIS：nutrition impact symptoms）として、悪心・嘔吐（p.176）、便通異常、味覚・嗅覚の異常、口渇、痛み（p.150）、倦怠感（p.210）、抑うつ（p.192）などにより生活にどのような支障をきたしているのかをていねいにアセスメントし、医師や栄養士、薬剤師とともに症状緩和を図ります。

②身体活動の促進

身体活動を阻害する症状（PIS：physical impact symptoms）として、外出を妨げる身体症状（外見の変化）、がんまたはがん治療に起因する行動変容（屋外活動の減少、社会活動の減少、転倒のリスク）を把握し、患者さんの状態に応じて車椅子散歩など、QOLの維持向上につながるような身体活動を促進します。

③心理社会的苦痛のケア

がん悪液質に伴うさまざまな症状は、患者さんのQOLを著しく低下させます。特に体重減少と食欲不振のある患者さんと、少しでも栄養を摂ってほしいと願う家族との間に対立を生じさせることや、やせた外見や食が細いことを気にして外出を控えることにより、社会的孤立を引き起こすなどの問題が生じます。

そのため、心理社会的苦痛を抱えた患者さん・家族との対話、症状に対する情報提供

やコーピング指導に取り組むことが大切です。病態的に栄養摂取に限界があることへの理解を促すだけでなく、患者さんの現状に応じた個別的な対処法を見いだすことにつながります（図2）。

図2 がん悪液質のステージと対応

	前悪液質	悪液質	不応性悪液質
臨床的特徴	体重減少≦5% 食欲不振 代謝異常	体重減少>5% BMI<20かつ体重減少>2% サルコペニアかつ体重減少>2% 摂取量の減少 全身性炎症	悪液質の症状に加え異化の亢進が進行 抗がん治療が奏効しない PS不良（PS3または4） 予後3か月未満
治療・ケア	筋肉量の減量を予防する 薬物療法、運動療法、 栄養サポート 心理社会的サポート	食欲不振などの原因治療 症状緩和 運動療法、栄養サポート 心理社会的サポート	症状緩和 運動療法（QOL維持を目標とした機能訓練） 栄養サポート 心理社会的サポート

Fearon K, Strasser F, Anker SD, et al. Definition and classification of cancer cachexia: an international consensus. *The Lancet. Oncology* 2011; 12(5): 489-495を参考に作成

（久山幸恵）

引用文献

1） Fearon K, Strasser F, Anker SD, et al. Definition and classification of cancer cachexia: an international consensus. *The Lancet. Oncology* 2011; 12(5): 489-495.
2） Argilés JM, Busquets S, Stemmler B, et al. Cancer cachexia: understanding the molecular basis. *Nature reviews. Cancer* 2014; 14(11): 754-762.
3） Naito T. Emerging treatment options for cancer-associated cachexia: A literature review. *Therapeutics and Clinical Risk Management*. 2019; 15: 1253-1266.
4） Roeland EJ, Bohlke K, Baracos VE, et al. Management of cancer cachexia: ASCO guideline. *Journal of clinical oncology* 2020; 38(21): 2438-2453.
5） Temel JS, Abernethy AP, Currow DC, et al. Anamorelin in patients with non-small-cell lung cancer and cachexia (ROMANA 1 and ROMANA 2): results from two randomised, double-blind, phase 3 trials. *The Lancet. Oncology*. 2016; 17(4): 519-531.

腹部膨満・腹水

//

　腹部膨満とは、何らかの要因によって腹腔内に内容物が貯留し、異常に膨隆し外観的に膨らんだ状態にあることに伴う異常な感覚のことを指します。腹部膨満は腹水をはじめとして、さまざまな原因、誘因によって引き起こされます（図1）。

　腹水とは、腹腔内に生理的な量を超えて貯留した体液を指します。さらに、がんの腹膜播種や腫瘍浸潤などにより、腹腔内にがん細胞を含む体液が貯留した状態を、悪性腹水と定義しています。

　がん患者さんの15〜50％に腹水貯留がみられます。悪性腹水は、主に卵巣がん、子宮体がん、乳がんや、結腸がん、膵臓がんで発症し、約80％を占めるといわれています[1]。

図1 腹部膨満と腹水

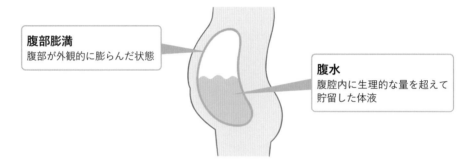

腹部膨満
腹部が外観的に膨らんだ状態

腹水
腹腔内に生理的な量を超えて貯留した体液

■ 症状のアセスメント

　死の数か月前から直前の時期にかけて、腹部膨満の症状や、患者さんの苦痛も異なってきます。数か月前であれば、まだ自身で身のまわりのことができる段階ですが、死亡直前の時期となると腹部膨満が顕著となり、ベッド上での身動きが困難となってきます。

　アセスメントとして、フィジカルアセスメント（腹部の視診、触診、聴診）を行い、血液検査や画像検査を同時に確認します。

　患者さんの訴えにも注意深く耳を傾け、日常生活の支障についても把握します。以下の点から、生活への影響を総合的に確認することが重要です。

・症状の原因・要因の探索
・症状の程度や性質
・症状の持続している期間
・これまでの治療経過
・随伴症状の有無や程度

　腹部膨満・腹水の原因に応じたアセスメントのポイントを表1に示します。

表1 腹部膨満・腹水の原因とアセスメントのポイント

	原因	アセスメントのポイント
肝腫大・腹部腫瘍	• 肝腫大や腹部腫瘍そのものにより腹腔内が圧迫される	• 視診・触診、CTやMRIなどの画像検査によって程度を確認する
消化管閉塞	• 消化器がんの原発巣の腫大により消化管が狭窄・閉塞する • 腹膜播種や隣接臓器の浸潤に伴う消化管内容物の通過により消化管内容物の増大や腸管拡張が起こる	• 悪心・嘔吐を伴う場合もあるため、随伴症状に注意する • 腹部X線やCTなどの画像検査で腸管拡張像を認めるかどうかも確認する
便秘（p.187）	• End of Lifeではオピオイドの副作用として便秘が生じることもある	• 排便状況（形状や量）などを注意深く確認する
がん性腹膜炎、腹膜播種による腹水	• 消化器がんや婦人科がんなどの腹腔内の固形がんで生じやすいが、あらゆるがんで起こる	• 腹水による腹部膨満なのか、腹水を抜いても腹部膨満が改善しないのかを確認し、原因を探る

症状への対処

腹水が腹部膨満の原因となっている場合、腹水穿刺を行います。進行がんの患者さんの場合、1,500mL以上の排液で症状緩和が認められると報告されている[2]ため、1,500〜2,500mLの排液をめやすとして症状改善が図れるかを評価します[3]。

他にも、表2のような薬剤も選択されます。

表2 腹部膨満・腹水に使用する主な薬剤

利尿薬	• 腹水貯留の場合に選択する • スピロノラクトンの単独使用かフロセミドの併用が第一選択となる[1]
鎮痛薬（p.156）	• 主にがん性腹膜炎や腹膜播種による腹部膨満の場合には、内臓痛の一種と考え鎮痛薬を選択する • オピオイドが第一選択薬となる
コルチコステロイド	• 十分な機序はまだ不明だが、抗炎症作用により腹部膨満に効果を示す場合がある[3] • 消化管閉塞をきたしている場合は、コルチコステロイドで腸管浮腫を軽減し消化管の通過を改善させることができ、腹部膨満の改善につながることがある

ケアの実践

①腹水穿刺への対応

腹水貯留による苦痛が強い場合には、腹水穿刺を行います。腹部を留置針で穿刺した後は、穿刺部の保護を行いながら、安全に終了できるように対応します。

1回に抜く腹水の量は個人差がありますが、バイタルサインを確認しながら慎重に実施します。

②鎮痛薬の評価と調整

　患者さんへの適切な薬剤投与と症状マネジメントが図れるよう、薬剤の評価を行います。また薬剤使用による副作用についても注意します。

③排便マネジメント

　排便状況を確認し、便秘にならないように浣腸や便秘治療薬を使用します。

④体位の工夫

　腹部膨満や腹水がある場合、リクライニングベッドを使用しセミファウラー位をとると、腹部の緊張がやわらぎ、安楽を保てます。

　背中や膝下にクッションを置くなどして患者さんにとって安楽な体位を工夫します。

⑤寝具の工夫

　腹部をなるべく圧迫しないような寝具を選択します。寝具のゴムや縫い目の食い込みにも注意しましょう。

⑥食事の工夫

　便秘を予防し、食事は消化のよいものを選び、1回量を減らして数回に分けて食べるなどの工夫を行います。

⑦精神面の援助

　腹部膨満や腹水によるボディイメージの変化に加え、ADLの低下によって、病状が悪化しているのではないかと不安が増す場合があります。患者さんの訴えをしっかりと傾聴し、精神的なケアを行います。

（井沢知子）

引用文献

1） 恒藤暁, 岡本禎晃：緩和ケアエッセンシャルドラッグ－症状アセスメント＆マネジメント 第4版. 医学書院, 東京, 2019：54-58.
2） Ito T, Yokomichi N, Ishiki H, et al. Optimal paracentesis volume for terminally ill cancer payients with ascites. *Journal of pain and symptom management* 2021; 62(5): 986-977.
3） 田中佑加子, 山口崇：腹水を抜いても残る張り感. 森田達也, 柏木夕香編, 緩和ケア2022年6月増刊号 すっきりしない症状 まれな症状の緩和ケア, 青海社, 東京, 2022：125-130.

参考文献

1） 日本緩和医療学会 ガイドライン統括委員会編：がん患者の消化器症状の緩和に関するガイドライン 2017年版. 金原出版, 東京, 2017：119, 90-97.
2） 日本緩和医療学会編：専門家をめざす人のための緩和医療学 改訂第2版. 南江堂, 東京, 2019：132-137.
3） 村上真由美：腹部膨満感. 田村恵子編著, 終末期看護－エンド・オブ・ライフ・ケア 第2版, メヂカルフレンド社, 東京, 2021：180-183.

便秘・下痢

//

　便秘は、慢性便秘症としては「本来体外に排出すべき糞便を十分量かつ快適に排出できない状態[1]」と定義されています。

　一方、がん患者さんの消化器症状としては、「腸管内容物の通過が遅延・停滞し、排便に困難を伴う状態[2]」と定義されています。さらに、オピオイドによって誘発される便秘を**オピオイド誘発性便秘（OIC）**（p.159）といい、機能性便秘症の1つとして定義されています。

　下痢には医学的な定義がなく、「便中の水分が過剰になり、液状～泥状の排便を頻回にきたす状態」[3] のように、便が固まらず水分の多い状態が1日に何度もあることをいいます。

■ 症状のアセスメント

　患者さんによって通常の状態や快適な排便のありようが異なるため、個々の患者さんのベースラインを確認し（表1）、便秘・下痢の治療やケアの効果を評価します。

表1 排便状況に関するベースラインの確認項目

確認項目	追加するとよい情報
おなかが張った感じ、膨れた感じがあるか	• 視診、触診、打診、聴診 • 必要に応じて検査画像の確認
1日の排ガスの回数、排便回数	• 快適な状態と比べてどのくらい増減しているか
直腸に便がたまっている感じはあるか、排便時に肛門の痛みがあるか	• 直腸、肛門の視診、触診
便の量はどのくらいか	• 視覚的に誰もが共通認識できる表現で尋ねる。「少量」「片手いっぱい」など人によってイメージが異なる表現は避ける
便の出しやすさ	• 排便時の困難さや排便後の快適さ
下痢や水様便はあるか	• ある場合、溢流性便秘（p.160）の可能性を疑い医師に報告、画像を確認
排便時に腹痛や悪心があるか	• 腸管の病変の有無、聴診による局所的な蠕動亢進がある場合は消化管閉塞も考える
便秘治療薬を使用しているか、使うとどうなるか	• 市販の薬剤や漢方薬を含めて確認する • 使用後の排便の有無やすっきり感
便の性状はどうか	• 視覚的に共通認識ができるよう、ブリストル便性状スケールなどを使用する

①便秘の原因

　がん患者さんにおける便秘の頻度は、予後1か月ごろから急増します。緩和ケアを受けているがん患者さんの便秘の頻度は32〜87%、疾患ごとのレビューでは、心疾患で38〜42%、COPD（p.136）で27〜44%、腎疾患で29〜70%などの報告があります[4]。どの疾患においても、End of Lifeには多くの要因が関連して便秘が起こります（表2）。

　便秘を放置すると治療が困難になっていくため、予防する意識も大切です。

表2　End of Lifeにみられる便秘の原因・関連要因

非がん疾患	薬剤の影響	• 利尿薬 • オピオイド：咳嗽・呼吸困難・疼痛などに対するコデイン、モルヒネ、トラマドールなど • 抗コリン作用をもつ薬剤：抗不整脈薬やベンゾジアゼピン系薬剤などの一部
	疾患の進行・治療に関連する要因	• 水分制限 • 活動性の低下、長期臥床（呼吸困難などの身体症状、衰弱、認知症の進行などが原因）による怒責困難 • 食欲低下や嚥下障害による食事摂取量低下、低栄養
がん	薬剤の影響	• オピオイド • 抗コリン薬：ブチルスコポラミン（ブスコパン®）など • 抗コリン作用をもつ薬剤：抗うつ薬、抗ヒスタミン薬、ベンゾジアゼピン系薬剤などの一部 • 利尿薬 • 免疫チェックポイント阻害薬（ICI） ※ICIは投与後、半年程度が経過しても免疫関連有害事象（irAE）がみられることがあるため、投与歴がある場合はirAEに関連した1型糖尿病や甲状腺機能低下症も便秘の原因として念頭に置く
	がんの進行・がん治療に関連する要因	• 腸管狭窄、閉塞 • 高カルシウム血症 • 脊髄圧迫に伴う神経障害
	二次的な要因	• 経口摂取量の低下 • 活動性の低下、衰弱 • 脱水 • 混乱や抑うつ
共通	環境要因	• 排便環境の変化（多床室や看護師の見守りなど周囲に人がいる環境、ベッド上での排泄、温水洗浄便座が使えないなど） • 緊張や不安
	併存疾患	• 糖尿病 • 痔核、憩室、腸炎などの消化管疾患

ICI：immune checkpoint inhibitor
irAE：immune-related adverse events

②下痢の原因

　下痢の頻度は明確にはわかっていませんが、便秘に対して便秘治療薬を投与したら下痢に傾いてしまい、ちょうどいい排便にならない状況は臨床において多く経験します。

　表3に下痢の原因や関連要因を示します。

表3 End of Lifeにみられる下痢の原因・関連要因

分類	原因・関連要因
薬剤の影響	• 便秘治療薬 • 抗菌薬
がんやがん治療の影響	• 腸管狭窄 • 骨盤内への放射線照射 • がん薬物療法： 　細胞障害性抗がん薬（イリノテカンなど） 　分子標的治療薬（ゲフィチニブ、エルロチニブなど） 　免疫チェックポイント阻害薬（ICI）関連の大腸炎
その他の要因	• 経管栄養剤など高脂肪食 • 心理的ストレス • 過敏性腸症候群などの併存症

■ 症状への対処

①便秘の治療

　消化管閉塞のない便秘の場合は、便秘治療薬（表4）の投与を行うとともに、痔核や裂肛など治療可能な併存疾患があれば治療を行います。

　便秘が起こりやすい状況をアセスメントし、あらかじめ対策を行うことで、苦痛の悪化を予防します。腸管内外の腫瘍や癒着に伴う消化管の機械的な閉塞がある場合は禁食、減圧、輸液、ステロイド投与などを行い、腹痛などの症状緩和に努めます。

　また、脊髄損傷による機能的な消化管閉塞は、摘便などの排便処置を必要とします。苦痛が少ない方法や頻度を患者さんと相談し、羞恥心に配慮して実施することが大切です。

②下痢の治療

　まずは下痢を引き起こす原因となる薬剤や栄養剤などを見直します。便秘治療薬や抗菌薬、プロトンポンプ阻害薬（PPI）の長期投与などを確認し、減量や中止が可能か医師と相談します。

　下痢が続き脱水がある場合は、補液や経口補水液による水分摂取を促します。止痢薬としてロペラミド（ロペミン®）、難治性の場合はオピオイドが用いられますが、便秘に傾きやすいため適切に評価しながら使用します。

表4 便秘治療薬の種類

種類	使用を検討するとき	代表的薬剤・注意点
浸透圧性下剤	• 便が硬い、腹部触診で便塊が触れる • 蠕動痛があるなど通過障害が疑われる	• 酸化マグネシウム（マグミット®） ※腎機能障害や高齢者に対しては慎重に投与 • ラクツロース（モニラック®）
大腸刺激性下剤	• 便はやわらかいが排便困難 • 腸蠕動が弱い • 定期薬をあまり増やしたくない	• センノシド（プルゼニド®、アローゼン®） • ピコスルファートナトリウム（ラキソベロン®） ※蠕動痛が起こる場合は腹部単純X線などを考慮
末梢性μオピオイド受容体拮抗薬	• オピオイドを始めてから便秘が出現または悪化した	• ナルデメジン（スインプロイク®） ※重度の下痢が起こる場合があるため、オピオイド長期投与後に開始するときなどは注意
消化管運動改善薬	• 胸やけや胃の停滞感がある	• メトクロプラミド（プリンペラン®） • モサプリド（ガスモチン®）
小腸内水分分泌促進薬	• 便が硬い • 他の便秘治療薬の効果がいまひとつ	• ルビプロストン（アミティーザ®） • リナクロチド（リンゼス®）
その他の選択肢	• 直腸や肛門付近に便塊がたまっている	• 座薬 • 浣腸 • 摘便 • 漢方薬：大建中湯、麻子仁丸など

■ ケアの実践

便秘・下痢に対する標準的なケアを表5にまとめました。薬物療法の評価・調整と合わせて、負担の少ない排便ケアを心がけます。

特に心不全の患者さんでは、怒責や、無理をして1人で動くことが病状を悪化させる場合があるため、安静が治療になることを説明し、どのような支援であれば受け入れやすいかを話し合い、ケアを決定します。

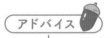
アドバイス

End of Lifeにおいては、ケアの目標は、定期的に排便があることや下痢がないことから、消耗を最小限にすること、快適さをつくり出すことへとシフトしていきます。当たり前に行ってきた排便処置を見直し、便秘や下痢の症状のつらさを基本としてケアを組み立てることが大切です。できることが減っていく患者さんのつらさに耳を傾けるよう心がけましょう。

表5 便秘・下痢に対する標準的なケア

症状	項目	実際のケア
便秘	便秘治療薬の調整	• 目標を設定する：患者さんと具体的に話し合う 　例）長くいきまなくても排便がある、排便時の不快感が減る、排便後にすっきりした感覚が得られる、ブリストル便性状スケール4～5の便が出る • 便秘治療薬で不快感が増す場合は薬剤の変更を相談する • 複数の便秘治療薬を使っている場合は1種類ずつ調整する
	排便姿勢	• 肛門括約筋が弛緩しやすいよう、直腸と肛門がまっすぐになる前傾姿勢をとる • 便座には深く座る • 安定性を出すためクッションなどを抱える、跳ね上げ式の前方用アームレストを利用する • 足台を置き、膝を肛門より高くする
	温罨法	• 腰椎や腹部を温タオルや温熱シートで温める 　（負担の少ない方法として、浴用タオル3枚を70℃程度のお湯に浸して絞ったものをビニールで覆い、その上にバスタオルをかけて腰椎4番を中心に10分間温める方法がある） • 消化管穿孔がある場合は禁忌
	食事	• 水分を多く含む食材を選択する • 食物繊維や野菜の摂取が推奨されるが、End of Lifeでは食べやすいものが優先される
下痢	保温	• 腹部や身体全体を温め、安静を保つ
	保清	• 肛門周囲の皮膚の保清
	食事	• 消化のよい脂肪分の少ない食事、温かいものを摂る • 脱水予防のため経口補水液などを利用する • 人工甘味料を摂りすぎない • 下痢がひどいときは食事を控えることも時に必要
共通	環境調整	• 静かに安静が保てる環境を整える • 排泄時に周囲が気にならない環境をつくる • 頻繁な便意があるときはポータブルトイレやおむつなど、体動に伴う負担を減らす方法を相談する
	心理的サポート	• 排泄の自立が損なわれることは自尊心に大きくかかわるため、支援を受けることの必要性や、自立して行える部分を話し合う • スピリチュアルなつらさに耳を傾ける

（柏木夕香）

引用文献

1) 大草敏史：便秘の定義. 日本消化器病学会関連研究会 慢性便秘の診断・治療研究会編, 慢性便秘症診療ガイドライン 2017, 南江堂, 東京, 2017：2.
2) 新城拓也, 久永貴之：用語の定義と概念. 日本緩和医療学会 ガイドライン統括委員会編, がん患者の消化器症状の緩和に関するガイドライン2017年版, 金原出版, 東京, 2017：11.
3) 木内大佑：下痢. 日本緩和医療学会編, 専門家をめざす人のための緩和医療学 改訂第2版, 南江堂, 東京, 2019：124.
4) 大坂巌, 久永貴之：便秘. 日本緩和医療学会 ガイドライン統括委員会編, がん患者の消化器症状の緩和に関するガイドライン2017年版, 金原出版, 東京, 2017：31.

参考文献

1) 日本臨床腫瘍学会編：がん免疫療法ガイドライン 第2版, 金原出版, 東京, 2019：36-39.
2) 深井喜代子, 杉田明子, 田中美穂：日本語版便秘評価尺度の検討. 看護研究 1995；28（3）：26.
3) 菱沼典子：Q2. 便秘症状に効く温罨法はどんな方法ですか？. 日本看護技術学会 技術研究成果検討委員会 温罨法班, 便秘症状の緩和のための温罨法Q&A Ver.4.0, 日本看護技術学会, 2021：12-17.

精神症状

不安・抑うつ

　不安とは、漠然とした未分化な恐れの感情およびその状態が続く状態を指します。一方、恐怖は、明確な対象に対する持続的な恐れを指します。そのため、不安が発現しやすい状況は、不確実な脅威に直面したときです。

　抑うつとは、一般的に、正常範囲を超えた悲しみが続く状態を指し、抑うつが発現しやすい最大の状況は、喪失を体験したときです[1]。

　End of Lifeでは、自分の「生」に対する脅威に直面し、これまで当たり前に手にしていたものを少しずつ喪失していきます。このような状況下においては、「不安」も「抑うつ」も生じて当然の感情といえますが、これらにより生活に大きな支障をきたす事態になった場合には、より専門的な治療やケアが必要となります。

症状のアセスメント

　不安・抑うつは疾患の疑い、診断、治療の段階いずれの時期でも生じます。不安・抑うつが生じる代表的な診断として、うつ病と適応障害があります。

　がん（p.118）の患者さんでは、がん種や疾患によっても異なりますが、うつ病は3〜12%、適応障害は4〜35%に認められるとされています[2]。

　不安は、患者さん自らが訴えてくることも多く、医療者が察知しやすいのですが、気分の落ち込みを患者さんが訴えてくることは多くありません。**患者さんの抑うつが重症であればあるほど、医師や看護師がより見逃しやすいとされています**[3,4]。

　また、食欲不振、体重減少、集中力の低下、倦怠感などの症状が、抑うつによるものなのか、疾患の進行によるものなのかをアセスメントすることは困難です。

症状への対処

　不安や抑うつなど、患者さんが「気持ちのつらさ」を訴えるとき、その背景にある要因をしっかりアセスメントし、解決できる問題を見落とさないことが何より重要です。

　図1のように、精神症状の緩和に目を向けるだけでなく、身体症状の緩和や社会経済的問題への介入など、包括的にアセスメントし対応することが大切です。

図1 気持ちのつらさを訴えられたときのアセスメント

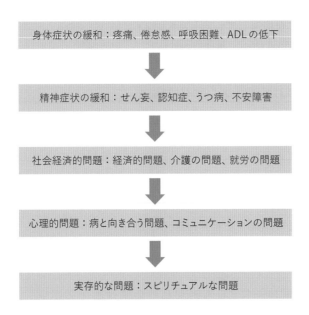

身体症状の緩和：疼痛、倦怠感、呼吸困難、ADLの低下

↓

精神症状の緩和：せん妄、認知症、うつ病、不安障害

↓

社会経済的問題：経済的問題、介護の問題、就労の問題

↓

心理的問題：病と向き合う問題、コミュニケーションの問題

↓

実存的な問題：スピリチュアルな問題

小川朝生：コンサルテーションとアセスメント. 内富庸介, 小川朝生編, 精神腫瘍学, 医学書院, 東京, 2011：61. より転載

①薬物療法

　抑うつに対しては、後述する支持的精神療法に加えて薬物療法（抗うつ薬）が併用されることがあります。しかしながら、がん患者さんのうつ病治療に対する薬物療法のエビデンスはいまだ乏しい現状にあります。一般に抗うつ薬は効果の発現に数週間を要しますが、副作用は早期に出現することが多いです。実際の使用にあたっては精神科医とよく相談のうえ、使用するメリットとデメリットをよく比較して使用する必要があります。

　不安に対してもベンゾジアゼピン系抗不安薬などを使用して対応することがありますが、安易に抗不安薬を使用することなく、患者さんの不安を包括的にアセスメントして対応方法を検討する必要があります。

②非薬物療法

　支持的精神療法は、がん患者さんへのケアの基本です。個々の患者さんにおける疾患の意味を探り、理解し、そのうえで、これまで過去に行ってきたその人なりの疾患との取り組みかたを一緒に話し合って、そのなかから患者さんの望むものを選び、当面の困難を乗り越えていけるよう支えていく[5] 必要があります。

ケアの実践

　不安・抑うつを含む、がん患者さんの精神的なケアとして、川名が提唱している「ストレス・バランス・モデル」[6]を紹介します（図2）。

　このモデルは、ストレスへの対処は、ストレスの総量とストレス対処能力のバランスで決まる相対的なものであるという考えかたです。ストレスの低減を図るか、あるいは患者さんの対処能力を高めるか、その両方を行うことによって、相対的に患者さんのストレス対処能力がストレスを上回るように働きかけることが、精神看護実践になり、その結果、患者さんは元のその人らしさを取り戻すと考えられています（表1）。

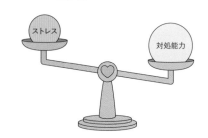

図2 ストレス・バランス・モデル

通常はストレスよりも対処能力が大きくなっています。

川名典子：がん患者のメンタルケア，南江堂，東京，2014：32. より転載

表1 ストレス過剰負荷による人格変化への精神看護の原則

ストレス低減	対処能力のサポート
• 現実的問題解決 • 痛み・症状マネジメント（緩和ケア） • 精神症状緩和（精神科薬物療法） • 慢性交感神経緊張状態の解除（リラクセーション）	• 情報提供（教育） • 共感（カウンセリング、コミュニケーション） • ソーシャルサポート

川名典子：がん看護BOOKS がん患者のメンタルケア，南江堂，東京，2014：33. より転載

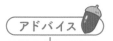

アドバイス

　不安や抑うつなどに対する精神的ケアというと、真っ先に「傾聴する」ことが大切と答える看護師が多いと思います。たしかに、支持的精神療法（p.193）の重要性で述べたとおり、支持的に「傾聴する」ことはケアの基本です。しかしながら、患者さんの精神的苦痛の背景にはさまざまな複合的要因があります。

　ストレス・バランス・モデルにあるように、**現実的に問題解決が可能な要因に対しては適切に対応する**、苦痛な症状をマネジメントする、適切に情報提供することなども、精神的なケアにつながることを意識して、多角的なケアを提供することが大切です。

せん妄

//

　せん妄は、軽度から中等度の意識混濁に、幻覚、妄想、興奮などさまざまな精神症状を伴う特殊な意識障害[7]であり、身体疾患や薬剤により脳の機能不全が生じることで出現します。出現している症状は精神症状であるため、ストレスや性格が原因であるように誤解されることもありますが、そのような脳の機能不全を引き起こす身体的問題が生じているということを理解しておく必要があります。

　また、せん妄は過活動型せん妄と低活動型せん妄の2種類に分類されます（表1）。低活動型せん妄は抑うつ（p.192）や認知症（p.142）と間違われることがあり、注意が必要です。

　せん妄の出現は患者さんの苦痛のみならず、家族の負担、意思決定能力の低下、医療事故、医療者の疲弊などにつながるため（p.41）、適切な診断、治療、ケアが重要です。

表1 せん妄の種類

過活動型せん妄	見当識障害に加えて、幻覚、妄想、興奮などが生じる
低活動型せん妄	混乱や活動性の低下が顕著にみられる

■ 症状のアセスメント

　前述のように、せん妄は身体疾患や薬剤により脳の機能不全が生じることで出現します。そのため、死の直前に限らず、治療の過程でも生じます。

　進行がんの患者さんにおいては、緩和ケア病棟入院時には42％、死の直前には88％にせん妄が発症した[8]との報告もあり、せん妄は避けることが難しい精神症状の1つといえます。

①せん妄の発生因子

　せん妄の発生因子は、直接因子・準備因子・促進因子に分けて考えることができます（図1）。加齢や脳器質的疾患といった準備因子のうえに、身体的苦痛や心理社会的ストレスなどの促進因子が加わり、最終的には身体疾患や薬剤、手術などが引き金となって生じると考えられています。

図1 せん妄の発生因子

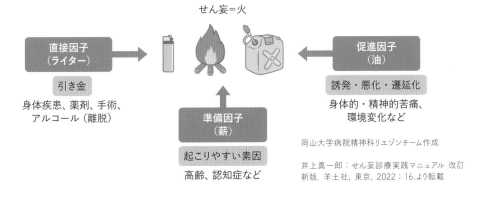

岡山大学病院精神科リエゾンチーム作成

井上真一郎：せん妄診療実践マニュアル 改訂新版, 羊土社, 東京, 2022：16.より転載

②がん患者さんにおけるせん妄の原因

　がん患者さんにおけるせん妄の原因（直接因子）を表2に示します。患者さんの身体の状態と治療の経過をみながら、なぜ、せん妄症状が引き起こされたのか、その原因を見きわめることが重要となります。

表2　がん患者さんにおけるせん妄の原因

せん妄の原因	例
中枢神経系への直接浸潤	脳腫瘍、脳転移、髄膜転移
臓器不全による代謝性脳症	肝不全、腎不全、呼吸不全
電解質異常	高カルシウム血症、高ナトリウム血症
感染症	敗血症、髄膜炎、脳炎
血液学的異常	貧血、DIC（disseminated intravascular coagulation；播種性血管内凝固症候群）
栄養障害	低栄養、ビタミン欠乏症
腫瘍随伴症候群	遠隔効果、ホルモン産生腫瘍
薬物	オピオイド、ベンゾジアゼピン系、抗コリン薬、ステロイド
物質の離脱	ベンゾジアゼピン系
その他	脱水、感染症

中野谷貴子, 清水研：せん妄. 大西秀樹責任編集：専門医のための精神科臨床リュミエール24 サイコオンコロジー, 中山書店, 東京, 2010：78. より転載

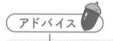

　死に近づくほど、せん妄の原因は対処の困難な、不可逆的な要因であることが多くなります。対処可能な要因について多職種で検討し、患者さん・家族の意向をふまえながら、せん妄の治療とケアのゴールを設定することが重要です。

　せん妄の治療およびケアのゴールは必ずしもせん妄症状の改善ではなく、患者さんの苦痛の緩和や家族とコミュニケーションがとれることなど、患者さん・家族の意向をふまえて設定する必要があります。

■ 症状への対処

せん妄の治療の本質は、せん妄の原因を同定し、身体的原因の治療や薬剤を漸減・中止することとなります。しかしながら、死の直前のせん妄は、対処困難で不可逆的な原因により引き起こされていることや、使用している薬剤が患者さんの苦痛緩和に不可欠なものであることなどから、限界があります。そのため対症療法として薬物療法が併用されることも多いです。2011（平成23）年9月、厚生労働省から以下のように通知されました。

> ハロペリドール、クエチアピン、リスペリドン、ペロスピロンを器質性疾患に伴うせん妄、精神運動興奮状態、易怒性に対して処方した場合、当該使用事例を審査上認める

厚生労働省：医薬品の適応外使用に係る保険診療上の取り扱いについて（平成23年9月28日保医発0928第1号）.

薬物の使用に際しては、患者さん・家族に効果と副作用を十分に説明したうえで、慎重に投与する必要があります。

■ ケアの実践

①苦痛を取り除く

せん妄へのケアについては、先に述べた促進因子への介入が非常に重要です。疼痛や発熱などの身体的苦痛、不安・抑うつなどの精神的苦痛、不必要な点滴ルートや身体拘束など不動化への対応などは、せん妄へのケアという視点だけでなく、患者さんの苦痛をなるべく取り除くという意味でも非常に重要で、ケアの力の見せどころでもあります。

②環境調整を行い、見当識を補強する

また、最も患者さんのそばにいる時間が多い看護職としては、環境調整と、見当識を補強するためのていねいなコミュニケーションを心がけたいところです。

図2のように、見やすい位置に時計やカレンダーを置き、患者さんがいつでも日にちや時間を確認できるようにすることや、五感を通して患者さんが自分の置かれている状況を理解し、安心できるようにかかわることなど、みなさんが日ごろから実践していることも多いと思います。

このようなケアが、End of Lifeの患者さんのせん妄に対しても十分に意味があることを意識したうえで、ケアを提供しましょう。

図2 環境調整と見当識の補強

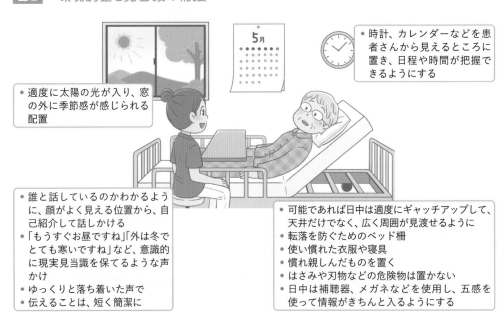

- 時計、カレンダーなどを患者さんから見えるところに置き、日程や時間が把握できるようにする

- 適度に太陽の光が入り、窓の外に季節感が感じられる配置

- 誰と話しているのかわかるように、顔がよく見える位置から、自己紹介して話しかける
- 「もうすぐお昼ですね」「外は冬でとても寒いですね」など、意識的に現実見当識を保てるような声かけ
- ゆっくりと落ち着いた声で
- 伝えることは、短く簡潔に

- 可能であれば日中は適度にギャッチアップして、天井だけでなく、広く周囲が見渡せるように
- 転落を防ぐためのベッド柵
- 使い慣れた衣服や寝具
- 慣れ親しんだものを置く
- はさみや刃物などの危険物は置かない
- 日中は補聴器、メガネなどを使用し、五感を使って情報がきちんと入るようにする

谷島和美：せん妄. 渡邊眞理, 清水奈緒美編, がん患者へのシームレスな療養支援, 医学書院, 2015：104.を一部改変して転載

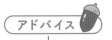

 筆者は、リエゾンナースとしてせん妄の患者さんのケアやコンサルテーションを引き受ける際にも、必ず患者さんのカルテ、看護記録など可能な限りすべてに目を通し、患者さんがどのような人生を歩んできたのか、どのように病と向き合ってきたのか、という患者さんのストーリーをたどり、患者さんと向き合うことを大切にしてきました。そうすることで、見当識障害や混乱があったとしても、**患者さんの言語・非言語的表出のなかに、患者さんの不安や気がかり、真のニーズなど、ケアの糸口をとらえる**ことにつながると感じています。

 患者さんに対して、「せん妄があり、つじつまの合わないことを言っている患者さん」として対応しているのか、あるいはせん妄状態であっても、「1人の人間」として真摯に理解しようと向き合っているのかは、おのずと患者さんには伝わり、患者さんの反応も変わってくるものです。

 Nambaらは、家族が望む特異的な支援として「患者さんの主観的な世界を尊重する」「患者さんに、せん妄になる前と同様に接する」「患者さんの看取りに向けた準備を支える」「家族の心身の負担を軽減する」ことを挙げています[9]。

 せん妄のケアが、いずれ遺族となる患者さんの家族にとっても、大きな意味をもつことを忘れないようにしましょう。

不眠

　不眠とは、睡眠の開始や維持に関する障害があり、入眠障害や頻繁な覚醒・早朝覚醒などにより、それが本人にとっての苦痛や、社会生活における障害を引き起こしている状態をいいます。

　睡眠には、睡眠の質や量を調整するホメオスタシス機構と、体内時計機構が関与しており、睡眠と覚醒を維持しています。不眠はこれらのシステムに何らかの支障が生じることで発生すると考えられています。

　不眠は患者さんの苦痛となるだけでなく、QOLも低下させます。臨床でよく出合う症状の1つではありますが、睡眠薬を投与するだけの対応に終始しないよう注意しましょう。

■ 症状のアセスメント

　わが国における進行がんの患者さんを対象とした調査では、緩和ケア病棟に申込みをした患者さんの15％、緩和ケア病棟に入棟した患者さんの26％が顕著な不眠症状を有していたとしています[10]。

　Spielmanによると、不眠の成り立ちには3Pという3つの因子があります（表1）。

　特にがん患者さんにおける不眠をアセスメントする際には、Precipitating factor（結実因子）をさらに5つのPに分けて不眠の原因を検討する必要があります（表2）。

表1　不眠の因子（3P）

準備因子（Predisposing factor）	ささいなできごとや環境の変化で眠りにくくなる体質や性格
結実因子（Precipitating factor）	ストレスなど不眠の契機となるできごと
永続化因子（Perpetuating factor）	「身体化された緊張」と「睡眠妨害的連想」の相互強化

Spielman AJ, Caruso LS, Glovinsky PB. A behavioral perspective on insomnia treatment. *The Psychiatric clinics of North America Am* 1987; 10(4): 541-553. より引用

表2　がん患者さんの不眠の原因（5P's）

カテゴリー	例
身体的（Physical）	疼痛、悪心・嘔吐、下痢、消化管閉塞、痰・咳、呼吸困難、低酸素血症、頻尿、尿閉、発熱、発汗、掻痒、倦怠感など
生理的（Physiological）	環境変化（入院）、物音、医療処置など
心理的（Psychological）	ストレス、ライフイベント、同室者との関係など
精神医学的（Psychiatric）	うつ病、適応障害、せん妄、アルコール依存症など
薬理学的（Pharmacological）	ステロイド、中枢神経刺激薬、利尿薬、降圧薬などの使用 抗不安薬、睡眠導入薬、オピオイドなどの退薬

奥山徹：睡眠障害. 内富庸介, 小川朝生編, 精神腫瘍学. 医学書院, 東京, 2011：90. より転載

■ 症状への対処

①非薬物療法

　がん患者さんにおいては、高齢の患者さんが多いこと、さまざまな臓器障害や身体機能の低下があることをふまえ、不眠の治療に対しても可能な限り非薬物療法的なアプローチを心がける必要があります。まずは前述の「5P's」（p.199、表2）を参考に原因をアセスメントし、除去するアプローチが重要です。

　対応の優先度を検討する際には、不眠の鑑別フロー（図1）が役立ちます。

　End of Lifeの患者さんは生命の危機的な状況にあり、常にせん妄のリスクを考えておく必要があります。まずは不眠の背景に意識障害がないかを鑑別し、せん妄が疑われる場合にはその治療とケアを優先しましょう。

　また、強い不安や焦燥感に伴う不眠が生じている場合にも、患者さんの苦痛が大きいため、すみやかな対応が必要となります。せん妄（p.195）と不安（p.192）の対応については、それぞれの項目を参照してください。

図1 不眠の鑑別フロー

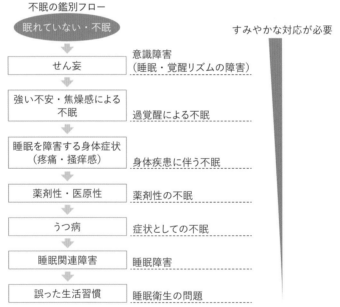

小川朝生：患者さんの休息が障害されるときにはなにが起こっているのか〜その原因と症状マネジメント〜．がん看護 2020；25（5）：498．より転載

②薬物療法

　不眠に対する非薬物療法の重要性を先に述べましたが、実際にはそれだけでは解決できないことも多いです。その際には、薬物療法の導入を検討する必要があります。

　不眠への薬物療法として、従来ベンゾジアゼピン系睡眠薬が使用されてきました。しかしながら**長期使用**による**依存**や**耐性**、認知機能への影響、筋弛緩作用による転倒のリスク、せん妄誘発のリスクなどにより、現在はより慎重な使用が求められるようになっ

てきています。

　近年では新たな作用機序をもつ薬剤としてメラトニン受容体作動薬（商品名：ロゼレム®）、オレキシン受容体拮抗薬（商品名：ベルソムラ®、デエビゴ®）が使用可能となりました。患者さんの身体状況、可能な投与経路、残された時間、各薬剤のメリットとデメリットを勘案し、慎重に薬剤を選択する必要があります（表3）。

表3　不眠に使用する薬剤とその特徴

薬剤の分類		成分名	商品名	特徴
ベンゾジアゼピン（BZ）受容体作動薬	BZ系短時間型	トリアゾラム	ハルシオン®	・すみやかな効果の発現が期待できるが、副作用の出現に細心の注意を払う必要がある ・依存・耐性の問題からも長期の使用は避ける
		ブロチゾラム	レンドルミン®	
	非BZ系短時間型	ゾルピデム	マイスリー®	・BZ系薬剤と同様に副作用に注意が必要 ・催眠作用に効果的に働く
		ゾピクロン	アモバン®	・BZ系薬剤と同様に副作用に注意が必要 ・催眠作用および抗不安作用が期待できる
		エスゾピクロン	ルネスタ®	
	BZ系中間型	ミダゾラム	ドルミカム®	・静脈内投与が可能であり、内服が困難な患者さんに使用することがある ・使用の目的、適否を十分に検討し、慎重に使用する必要がある
		エスタゾラム	ユーロジン®	・中途覚醒・早朝覚醒に効果が期待できるが、持ち越し（翌日まで眠気を引きずること）に注意が必要
		ニトラゼパム	ベンザリン®	
	BZ系長時間型	フルラゼパム	ダルメート®	
		クアゼパム	ドラール®	
	抗不安薬	エチゾラム	デパス®	・不眠の背景に強い不安がある場合などに使用することがある ・BZ系睡眠薬と同様に副作用に注意が必要
		アルプラゾラム	コンスタン®	
		ロラゼパム	ワイパックス®	
メラトニン受容体作動薬		ラメルテオン	ロゼレム®	・BZ系・非BZ系の副作用を回避でき安全性が高いが、効果の発現までに時間を要し、即効性は期待しにくい ・2週間程度使用して有効性を評価する ・せん妄予防の可能性が示唆されている
オレキシン受容体拮抗薬		スボレキサント	ベルソムラ®	・BZ系・非BZ系の副作用を回避でき安全性が高い ・ラメルテオンよりも即効性が期待でき、中途覚醒への効果も期待できる
		レンボレキサント	デエビゴ®	・2020年に承認された新しい薬剤 ・BZ系睡眠薬に遜色ない効果が得られるとの評価もあるが、今後のデータの集積が必要
抗うつ薬		トラゾドン ミアンセリン ミルタザピン	レスリン® テトラミド® ミルタザピン	・催眠作用のある抗うつ薬 ・抗うつ効果も期待する場合や、薬物の依存傾向があるとき、BZ系睡眠薬では効果が不十分なときに使用されることがある

BZ：benzodiazepine

■ ケアの実践

不眠へのケアを考える際にも、不眠に対する非薬物療法、不眠の鑑別フローに沿った対応が必要となります。不眠の背景にせん妄（p.195）や不安（p.192）がある場合には、各項目を参照し、ケアを提供しましょう。

①睡眠を妨げる身体症状への対応

痛み（p.150）や悪心・嘔吐（p.176）、呼吸困難（p.164）や掻痒感など、不眠の原因となる身体症状は積極的に緩和する必要があります。これらの身体症状に対しても薬物療法だけでなく、ケアでの対応も積極的に取り入れてみましょう。

②薬剤性・医原性の不眠への対応

夜間の尿意による中途覚醒を防ぐため、夜間の輸液を控える、利尿薬は午前中に投与するなどの工夫が必要です。また不眠の原因となりやすいステロイド投与も、可能であれば午前中に行うなどの配慮が必要です。

いずれにしても患者さんのために提供している医療により、患者さんの不眠を増強することは可能な限り避けましょう。

③生活習慣の見直しと環境調整

就寝前のカフェイン摂取を避けることや、就床時間にこだわらず眠くなってから床に就く、朝目覚めたら日光を取り入れるなど、生活のなかでできる工夫は、積極的に取り入れましょう。

④リラクセーションの導入

就寝前にマッサージや足浴をとり入れるなど、技法にとらわれず、患者さんが落ち着けるよう、就寝に備えて副交感神経を優位にさせるための工夫も必要です。

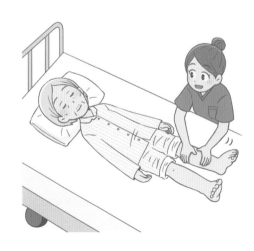

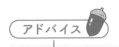

アドバイス

　残念ながら「こうすると患者さんが満足する睡眠が得られる」という神の手のようなケアは存在しません。リスクを考えると、安易な睡眠導入薬の使用も控えたいところです。

　そのためにも、ていねいな不眠の原因のアセスメント、治療のメリットとデメリット、限界を患者さんとも共有し、現実的なゴール設定をすることが重要になります。

　不眠への対応は、時に医療者間（看護師間）でも問題意識のもちかたや対応方法が異なることがあります。治療やケアに絶対的な正解はなく、最善の対応も患者さんの状況とともに変化するものです。常に、**今の患者さんにとって何が最善か**を多職種で検討し、対応を検討することが何より重要です。

（谷島和美）

引用文献

1) 明智龍男：コンサルテーション・リエゾン精神医学. 尾崎紀夫, 三村將, 水野雅之, 他編, 標準精神医学 第8版, 医学書院, 東京, 2021：196.
2) 清水研：うつ病, 適応障害. 内富庸介, 小川朝生編, 精神腫瘍学. 医学書院, 東京, 2011：96.
3) Passik SD, Dugan W, McDonald MV, et al. Oncologists' recognition of depression in their patients with cancer. *Journal of clinical oncology* 1998; 16(4): 1594-1600.
4) McDonald MV, Passik SD, Dugan W, et al. Nurses' recognition of depression in their patients with cancer. *Oncology nursing forum* 1999; 26(3): 593-599.
5) 内富庸介：総論. 日本サイコオンコロジー学会教育委員会監修, 小川朝生, 内富庸介編, 緩和ケアチームのための精神腫瘍学入門, 医薬ジャーナル社, 大阪, 2009：24.
6) 川名典子：がん患者のメンタルケア. 南江堂, 東京, 2014：31-34.
7) 明智龍男：コンサルテーション・リエゾン精神医学. 尾崎紀夫, 三村將, 水野雅之, 他編, 標準精神医学 第8版, 医学書院, 東京, 2021：189.
8) Lawlor PG, Gagnon B, Mancini IL, et al. Occurrence, causes, and outcome of delirium in patients with advanced cancer: a prospective study. *Archives of internal medicine* 2000; 160(6): 786-794.
9) Namba M, Morita T, Imura C, et al. Terminal delirium: families' experience. *Palliative medicine* 2007; 21(7): 587-594.
10) Akechi T, Okuyama T, Akizuki N, et al. Associated and predictive factors of sleep disturbance in advanced cancer patients. *Psycho-oncology* 2007; 16(10): 888-894.

参考文献

1) 上村恵一, 小川朝生, 谷向仁, 他編. がん患者の精神症状はこう診る 向精神薬はこう使う. じほう, 東京, 2015.
2) 谷向仁：「不眠にベルソムラがよい」は本当か？. 緩和ケア 2022；32（1）：60-64.
3) 日本サイコオンコロジー学会, 日本がんサポーティブケア学会編：がん患者におけるせん妄ガイドライン2022年版 第2版. 金原出版, 東京, 2022.

PART 5　症状マネジメント

5 皮膚症状

浮腫

　浮腫とは、皮膚や皮下組織の組織間液（細胞と細胞の隙間にある液）が過剰に貯留した状態をいいます。

　浮腫の主な原因として、以下の4点があります。

> ①毛細血管内圧の上昇：心不全（p.124）による肺水腫、腎不全（p.129）など
> ②血漿膠質浸透圧の低下：肝硬変、がん（p.118）、ネフローゼ症候群など
> ③毛細血管の透過性亢進：炎症、敗血症など
> ④リンパ管の障害：リンパ節郭清後など

　血漿膠質浸透圧の低下では、**血清アルブミン値が2.0g/dLになると浮腫が生じやすい**といわれています。

症状のアセスメント

　浮腫がある部位の皮膚は、伸展して菲薄化しています（図1）。また、皮脂分泌量や水分保持機能が低下しているため、乾燥して皮膚バリア機能が低下しています。そのため軽微な外力でも容易に損傷し、点滴抜去部のような小さな損傷でも治りにくい状態です。

　損傷部位から多量の滲出液が漏出し、そこから細菌が侵入して蜂窩織炎に至るケースもあります。また、局所の血流障害により末梢への酸素供給量が減り、皮膚温が低下している場合もあります。

　End of Lifeにおける浮腫の主なアセスメント項目を表1に示します。

図1　浮腫の例

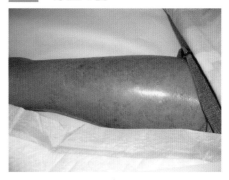

下腿に浮腫が生じ、皮膚が伸展して薄く脆弱な状態となっています。

表1 主なアセスメント項目

皮膚の状態	・炎症・感染徴候（発赤、腫脹・硬結、熱感、疼痛） ・褥瘡の有無（特に踵、下腿後面） ・スキン - テア（特に上肢、点滴ルート固定部、下腿） ・発疹、水疱、滲出液の有無　など
浮腫の増悪因子	・過剰な輸液　　　・病態の悪化 ・薬剤による影響　・低アルブミン血症　など
浮腫による苦痛	・痛み　　・重たさ　・冷感 ・倦怠感（だるさ）・掻痒感・しびれ　など
日常生活への影響	・下肢：歩きにくい、転倒のリスク ・上肢：ものを握りにくい、力が入らない ・会陰部：排尿困難、尿漏れ　など ・知覚の低下、可動性の低下　など

■ 症状への対処

①薬物療法

病態によっては、利尿薬（フロセミド）とアルブミン製剤とを併用することで一時的に浮腫が軽減することがあります。

②輸液量の調整

End of Lifeでは輸液投与に伴う心不全、呼吸不全を起こしやすく、浮腫や胸水・腹水の悪化を招くため、過剰な水分投与は避け、輸液量は最小限にとどめる必要があります[1]。

特に生命予後が1か月程度で浮腫による苦痛があるがん患者さんの場合、輸液量は1,000mL/日未満とすることが推奨されています[2]。

③圧迫療法

四肢の浮腫では、圧迫療法（弾性ストッキングや弾性包帯）により一時的に軽減できる場合があります。

ただし、病態や皮膚状態などによっては圧迫療法が望ましくないケースや、患者さんの苦痛になる場合があるので、適用の可否をアセスメントし、医師に確認したうえで実施します。

■ ケアの実践

①浮腫がある部位のケア

浮腫がある部位の主なケアとして、皮膚の清潔と保湿、皮膚損傷の予防、マッサージ、ポジショニングがあります。

マッサージは一時的に倦怠感や重さの軽減、リラクセーション効果が得られることがありますが、病態によっては禁忌の場合があるので実施前に医師に確認し、皮膚損傷を

きたさないよう行います。

　浮腫は、褥瘡（p.207）発生リスク要因の1つです。特に下肢に浮腫がある場合は、踵部の褥瘡発生リスクが高まります。やわらかいクッションを用いて下肢全体を挙上し、踵部への圧迫を避けます。また、褥瘡の発生予防としてシリコンフォームドレッシング材を貼付することが推奨されています[3]。

②二次的な障害の予防

　死の直前に浮腫が生じている場合は、浮腫に伴う患者さんの苦痛を最小限にし、できる限り二次的な障害（褥瘡、スキン-テア[*1]、MDRPU[*2]外傷、熱傷、転倒・転落など）を予防することが重要です。

　浮腫がある部位は、皮膚が乾燥しているため掻痒感があり、掻破（そうは）による皮膚損傷をきたすこともあります。毎日保湿剤を塗り、衣類は肌触りが滑らかで刺激の少ない素材、ゆとりがあるものを選択します。特に四肢は損傷を受けやすいので長袖・長ズボンを着用したり、必要に応じてアームカバーやレッグカバーを使用して保護します。

　浮腫があることで起こりうる二次的な障害を予測しながら、予防的スキンケアを実践します（図2）。

*1 スキン-テア：skin tear（皮膚裂傷）。摩擦やずれなどにより生じる、皮膚が裂けたり剥がれたりする損傷。
*2 MDRPU：medical device related pressure ulcer, 医療関連機器圧迫創傷（医療関連機器による圧迫で生じる創傷）

図2　浮腫があるときの予防的スキンケア

掻破によるスキントラブルの予防
- 乾燥による掻痒の場合は、保湿剤を塗布する
- 保湿効果のある洗浄剤を使用する
- 肌触りのよい衣類を着用する
- 長袖・長ズボンを着用し虫刺されを防ぐ
- 爪は短く切りやすりでなめらかにする
- 皮膚の変化（発疹、炎症など）がある場合は、医師に報告する
- 医師の指示のもと、鎮痒薬（外用、内服）を使用する

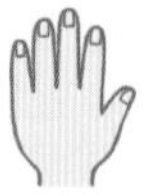

保湿・保護・保清
- 低刺激性で伸びのよいローションタイプの保湿剤を1日1〜2回塗布する
- 洗浄剤は、低刺激性で弱酸性のものを選択する
- 洗浄剤はよく泡立てて、擦らずなでるように洗う
- 洗浄剤を洗い流した後、タオルで皮膚を軽く押さえるように水分を拭き取る
- 粘着テープ等の剥離前に皮膚被膜剤を塗布する
- 粘着テープ等の剥離時に粘着剥離剤を使用する

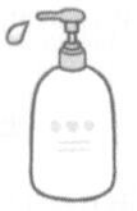

MDRPUの予防
- ルート類はオメガ固定にする
- ルート類が皮膚に直接接触しないように皮膚保護剤を貼付する
- 弾性ストッキング、弾性包帯の使用中は、毎日着脱して皮膚を観察し、保湿剤を塗布する

オメガ固定：ルート類を固定する際、テープがΩ（オメガ）型になるようにして固定することでルート類が直接皮膚に接触しないため、MDRPUのリスク低減になる

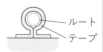

ルート
テープ

踵部の褥瘡予防
- やわらかく大きめのクッションを用いて下肢全体を挙上する
- 踵部にシリコンフォームドレッシング材を貼付する

スキン-テアの予防
- 長袖、長ズボンの着用
- アームカバー、レッグカバーの使用
- きつい衣服は避ける
- 移乗時、移動介助時に腕や足を握ったり掴んだりしない
- 腕や足を持ち上げるときは、下から支える

引用文献
1) 日本静脈経腸栄養学会編：静脈経腸栄養ガイドライン 第3版, 照林社, 東京, 2013：344-351.
2) 日本緩和医療学会 緩和医療ガイドライン委員会編：終末期がん患者の輸液療法に関するガイドライン 2013年版. 金原出版, 東京, 2013：94-96.
3) 日本褥瘡学会編：褥瘡予防・管理ガイドライン 第5版. 照林社, 東京, 2022：30-31.

褥瘡

//

褥瘡とは、身体と支持面（ベッド、車椅子など）が接触する部分の皮膚が、長時間圧迫されることによって生じる、組織の不可逆的な阻血性障害[1]をいいます（図1）。

褥瘡は、緩和ケアを受けている患者さんの13〜74％に生じ[2]、不動、除脂肪体重の減少、免疫機能の低下の3つが同時に生じている場合の褥瘡発生率は74％といわれています[3]。

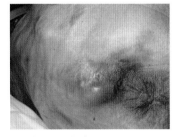

図1 褥瘡の例

尾骨部付近に褥瘡が生じています。

■ 症状のアセスメント

褥瘡は死の6週間前に発生することが多いといわれています[2]。この時期は、主要臓器の機能不全とともに、全身を覆う皮膚バリア機能も低下しています。また呼吸困難（p.164）、腹水（p.184）・胸水の貯留、浮腫（p.204）、痛み（p.150）などの症状も出現してきます。

End of Lifeでは、褥瘡発生のリスク要因（表1）に加えて、褥瘡発生の引き金（図2）となりうる症状や病態の悪化をアセスメントする必要があります。

表1 End of Lifeにおける褥瘡発生のリスク要因

• 可動性の低下	• 症状の出現・変化
• 活動性の低下	• 治療の影響
• 知覚の低下	• 多臓器不全
• 湿潤	• 皮膚の変化
• 摩擦・ずれ	• 意識レベルの低下
• 栄養状態の低下	• 病態の悪化
• 骨突出	• 血液還流の低下

既存の褥瘡リスクアセスメントスケールだけでは判断できない要因があります。

図2 褥瘡発生の引き金

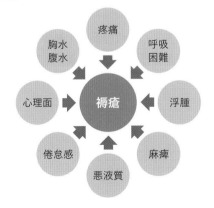

疼痛　呼吸困難　浮腫　麻痺　悪液質　倦怠感　心理面　胸水腹水　→ 褥瘡

症状への対処

End of Lifeにおいては、褥瘡の治癒や改善が困難なケースが多く見受けられます。このような場合は、医療チームで患者さんの病態とQOLを考慮した褥瘡の症状マネジメントを検討します。

例えば、壊死組織が存在する場合、外科的デブリードマンを行うか否かは、実施することによるメリットとデメリットを検討します。

褥瘡の痛みの緩和、感染の制御なども重要です。また、褥瘡の処置を行う際は、身体的苦痛（疼痛、呼吸困難、倦怠感、浮腫など）を緩和する必要があります。

ケアの実践

症状緩和が図れていない状況では、褥瘡発生要因を取り除くことは難しく、褥瘡が悪化する場合もあります。

そのため、褥瘡発生の引き金要因となっている症状の緩和を図りながら、褥瘡のケアや体圧分散ケアを行う必要があります。

①体圧分散ケア

体位変換の間隔は、体圧分散マットレスを使用する場合、4時間を超えない範囲で行ってもよいとされています[4]。ポジショニングは、30度側臥位、90度側臥位が有効とされていますが、患者さんの体型、骨突出、浮腫などによっては、局所に過度な圧迫が加わり、新たな褥瘡を引き起こすリスクもあります。

また、患者さんの苦痛となる場合もあるので、30度側臥位、90度側臥位に限らず、やわらかめのクッションやピローを用いて、側臥位の角度、腰や手足の位置などを微調整します。

②褥瘡のケア

褥瘡の局所状態の評価を行い、ドレッシング材、外用薬などを選択します。End of Lifeでは全身の皮膚が脆弱化しているため、ドレッシング材や医療用粘着テープの素材にも留意する必要があります。

褥瘡の痛みに対しては、消炎鎮痛薬、向精神薬などの薬剤、体圧分散寝具、ドレッシング材の使用が提案されています[5]。局所の感染が原因で痛みが生じている場合は、洗浄、抗菌薬などにより感染を制御する必要があります。

③つらくない褥瘡ケア

End of Lifeにおける褥瘡ケアは、症状緩和を図りながら患者さんにとってつらくないケアを実践することを重視します（p.35）。①褥瘡のケアや処置時に痛みやつらさがないこと、②褥瘡の炎症・感染の制御、③新たな褥瘡発生の予防を念頭に置きながらケア計画を立てることが重要です。

体圧分散マットレスの寝心地、体位変換の頻度や方法を考慮するなど、そのときの患

者さんの状態に合った褥瘡の処置の方法やタイミングを考え、できるだけ短時間で行います。表1に実践的ケアの例を示します。

表1 End of Lifeにおける褥瘡の実践的ケア

体圧分散ケア	・体圧分散マットレスは寝心地、安楽性を考慮して選択する ・圧切換型エアマットレスのモード調整を行う（微波動、体重設定、換気など） ・側臥位の時間を短くしたい場合、仰臥位4時間、側臥位1時間など、患者さんと相談しながら行う ・苦痛がある場合、体位変換を定期的に行うことにとらわれず、そのときの患者さんの状態に合わせて行う ・患者さんにとっての安楽な体位を確認し、体位変換の際の患者さんの苦痛と希望を考慮する	体圧分散マットレス
体位変換時の疼痛緩和	・体位変換、褥瘡処置による疼痛が予測される場合、20〜30分前に鎮痛薬を使用する ・体位変換を介助するとき、痛みのある部位には触れないようにする ・体位変換ができないときは、ポジショニング専用のグローブをつけて、寝衣とシーツの間に腕を入れる ・やわらかめのクッションを使用し、手足や腰の位置、顔の向きなど部分的に微調整する	ポジショニング専用のグローブ
褥瘡処置時の疼痛緩和	・処置中に患者さんが「つらい」「痛い」と言ったら、小休止する ・処置中、処置後も必要に応じて鎮痛薬を使用する ・水道水による洗浄で痛みを生じる場合は、生理食塩水を使用するか、温度の調整をしてみる ・シリコンフォームドレッシング材は、剥離による痛みがなく、クッション性があるので褥瘡の状態に応じて使用する	
処置の方法とタイミング	・患者さんの希望を聞き実施する時間を調整する ・あらかじめ必要物品を準備し、数人の看護師で、できる限り短時間に行う ・処置（洗浄、テープや創傷被覆材を剥がす、外用薬の塗布など）による痛みがある場合は、使用材料や方法を検討する	

（松原康美）

引用文献

1) 日本褥瘡学会編：褥瘡予防・管理ガイドライン 第4版. 照林社, 東京, 2009：18.
2) Langemo DK. When the goal is palliative care. *Advances in skin & wound care* 2006; 19（3）：148-154.
3) Horn SD, Bender SA, Ferguson ML, et al. The National Pressure Ulcer Long-Term Care Study: pressure ulcer development in long-term care residents. *Journal of the American Geriatrics Society* 2004; 52（3）：359-367.
4) 日本褥瘡学会編：褥瘡予防・管理ガイドライン 第5版. 照林社, 東京, 2022：34.
5) 日本皮膚科学会創傷・褥瘡・熱傷ガイドライン策定委員会編：創傷・褥瘡・熱傷ガイドライン 2018 第2版. 金原出版, 東京, 2018：69.

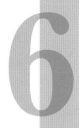

全身症状（倦怠感）

倦怠感とは

　がんに関連した倦怠感（CRF：cancer-related fatigue）は、「がんまたはがん治療に関連した身体的、感情的および／または認知的疲労または消耗の苦痛で、持続的な主観的症状であり、最近の活動とは比例せず、通常の機能に支障をきたすものである」とNational Comprehensive Cancer Network（NCCN）により定義されています[1]。また、患者さんのQOLや疼痛、食欲不振など他の症状にも影響が大きいことが報告されています[2]。

　そのメカニズムは、医学的、心理社会的、行動学的、生物学的など多様な因子が関連しています[3]。そして、がんそのものによる**一次的倦怠感**と、感染や貧血、がんの治療などが原因の**二次的倦怠感**があります（表1）[4]。

表1 倦怠感の分類

一次的倦怠感	二次的倦怠感
• 腫瘍そのものが原因と考えられる倦怠感 • 炎症性サイトカインが関連	• がんやがんの治療に関連し出現する症状などが原因と考えられる倦怠感 • がんの治療、感染症、貧血、脱水、精神症状などが関連

Radbruch L, Strasser F, Elsner F, et al. Fatigue in palliative care patients--an EAPC approach. *Palliative medicine* 2008; 22(1): 13-32. を参考に作成

■ 症状のアセスメント

　進行がんの患者さんにおいては約60％が倦怠感を経験し、その4分の1は重度の倦怠感であるといわれています[5]。そして、死の4週間前ごろから急速に症状が強くなることが報告されています[6]。

　さらにEnd of Lifeのがん関連倦怠感は、がんそのものが原因となる一次的倦怠感や、がん悪液質（p.181）が関係している二次的倦怠感が多く、難治性です。そのため、患者さんにとっては非常に苦痛な症状となります。

　倦怠感のマネジメントのためには、まず倦怠感の評価をすることが大切です。倦怠感は主観的症状なので、"患者さんの訴えとして倦怠感を聞く"ことで評価をします。

　患者さんに「だるさはありませんか？」「疲れやすくないですか？」など、日常的に患者さんに問いかけて倦怠感の評価をします。症状の有無に加えて、日常臨床ではNRS（数値的評価スケール）などを使用して倦怠感の程度（強さ）も評価します。

日本人の倦怠感の感覚は、身体的、精神的、認知的、言葉にできない感覚に分類できることが報告されています[7]。臨床では表2のような訴えがよくみられるため、倦怠感は単に「体が疲れている」という感覚に限らないことを理解することが大切です。

　また、精神的感覚に関してはうつ病による抑うつ・不安との鑑別を行い、必要時にはうつ病に対する治療を行います。

表2　倦怠感からよくみられる訴え

身体的感覚からの訴え	精神的感覚からの訴え	認知的感覚からの訴え
• 身体が重い、足腰が重い • 疲れやすい、すっきりしない • 横になっていたい、起きていられない • 身の置きどころがない	• 興味・関心がなくなった • 気力がない • 何もしたくない • 人とかかわりたくない • 気分が落ち込む、悲しい気分	• 思考力が低下した • 集中力がなくなった

■ 症状への対処

　二次的倦怠感に関しては、それぞれの要因に対する治療を行うことが原則です[4]（図1）。

図1　がんの終末期で緩和ケアを受けている患者さんの倦怠感治療のアルゴリズム

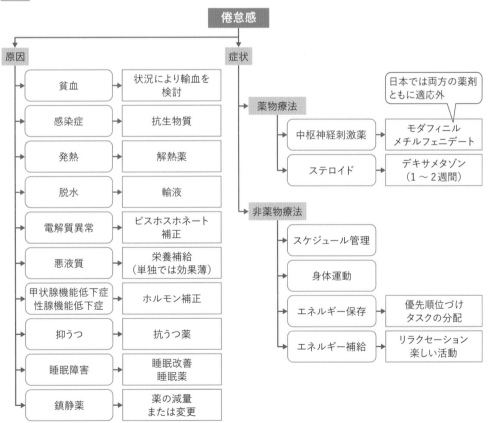

Radbruch L, Strasser F, Elsner F, et al. Fatigue in palliative care patients-an EAPC approach. *Palliative medicine* 2008; 22(1): 13-32. を参考に作成

①薬物療法

　がん患者さんのEnd of Lifeにおける倦怠感に関しては、短期間（1〜2週間）でのステロイド使用を検討することが推奨されています[1]。

　日本では、倦怠感に対する治療薬（モダフィニル、メチルフェニデート）は適応になっていません。しかし2021年には、がん悪液質（p.181）に対する治療薬として、アナモレリンが承認されています。がん悪液質に対する治療として主治医と相談しながら、その他のケアも積極的に行い症状緩和を行うことが必要です。

②非薬物療法

　リハビリテーションやエクササイズ（ヨガやウォーキングなどの軽い運動）、エネルギー調整、認知行動療法などが推奨されていますが、エクササイズなどはEnd of Lifeのがん患者さんが実施するには困難なことも多くあります。

■ ケアの実践

　End of Lifeのがん患者さんにとり入れやすく効果があると思われるものとして、エネルギー温存や活動のマネジメント、アロママッサージなどがあります。また効果は未確定ではありますが、快の刺激としてのリラクセーションなどもとり入れやすいケアです[8]。日本人では入浴が倦怠感軽減に効果があるという報告もあります[9]（p.219）。

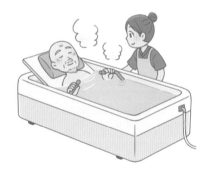

　そして重度の倦怠感出現に関係する因子として、孤独感も挙げられています[10]。リラクセーションやマッサージなどを看護師が実施することで、ケアそのものの効果に加え、看護師とともに時間を過ごすことで孤独感が軽減され、倦怠感の軽減にもつながる効果が期待できます。

①エネルギー温存と活動のマネジメント

　1日のなかで"一番エネルギーがあるのはいつか？""日常生活のなかで何を行うことを重要視するか？"を患者さんと相談します。そのうえで、1日のなかで倦怠感が弱く活動しやすいときに、優先してやりたいことができるよう、個別性に合わせて生活スタイルを考えていきます。

　また、エネルギーの消費を最小に抑えるため、ベッドのまわりや居住環境などを見直し療養環境の整備を行います。

②リラクセーション（気分転換）

　患者さんが心地よいと感じるケアを実施します。個人の嗜好によるため、個別性のあるケアが求められます。しかし、あまり難しく考える必要はありません。日常生活ケアのなかから患者さんの好むものを実施したり、時にはゆっくりベッドサイドで話をしたりすることが快の刺激となり、倦怠感の軽減につながります。

　先にも述べたように、日本人には、お風呂につかる"入浴"を好む人が多く、倦怠感軽減にも効果があります。そのため、**入浴**や、**足浴**、**手浴**などを積極的にとり入れていくことも大切です。

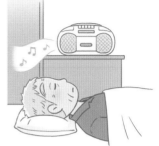

　「いつものケア」を場所を変えて実施することも気分転換になります。

　その他にも、ベッドを離れて散歩をする、家族の写真を見ながら思い出話をする、好きなテレビを観て雑談をする、好きな歌を聴く／歌うなど、気分転換になることを一緒に行うことも倦怠感軽減につながります。

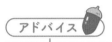

> 　がんに関連した倦怠感は、非常に多くの患者さんが経験する症状ではありますが、その緩和に困難を感じることも多くなっています。End of Lifeにおける患者さんの倦怠感には、看護師の日常生活ケアが症状緩和に寄与する部分も多くあります。積極的な倦怠感緩和のためのケアを実施することが望まれます。

（細川　舞）

引用文献

1）National Comprehensive Cancer Network. Guidelines for Cancer-Related Fatigue Version 2.2023 - January 30, 2023.
https://www.nccn.org/professionals/physician_gls/pdf/fatigue.pdf（2023.6.1.アクセス）
2）Ahlberg K, Ekman T, Gaston-Johansson F. The experience of fatigue, other symptoms and global quality of life during radiotherapy for uterine cancer. *International journal of nursing studies* 2005; 42(4): 377-386.
3）Bower JE. Cancer-related fatigue--mechanisms, risk factors, and treatments. *Nature reviews. Clinical oncology* 2014; 11(10): 597-609.
4）Radbruch L, Strasser F, Elsner F, et al. Fatigue in palliative care patients--an EAPC approach. *Palliative medicine* 2008; 22(1): 13-32.
5）Mitchell SA. Cancer-related fatigue: state of the science. *PM & R* 2010; 2(5): 364-383.
6）Seow H, Barbera L, Sutradhar R et al. Trajectory of performance status and symptom scores for patients with cancer during the last six months of life. *Journal of clinical oncology* 2011; 29(9): 1151-1158.
7）平井和恵，神田清子，細川舞，他：日本人がん患者の倦怠感の感覚に関する研究. The KITAKANTO Medical Journal 2014；64（1）：43-49.
8）Oncology Nursing Society. Fatigue.
https://www.ons.org/pep/fatigue?display=pepnavigator&sort_by=created&items_per_page=50（2023.6.1.アクセス）
9）Hayashi E, Aoyama M, Fukano F, et al. Effects of Bathing in a Tub on Physical and Psychological Symptoms of End-of-Life Cancer Patients: An Observational, Controlled Study. *Journal of hospice and palliative nursing* 2022; 24(1): 30-39.
10）小暮麻弓，細川舞，高階淳子，他：外来通院がん患者の倦怠感とその影響要因. The KITAKANTO Medical Journal 2008；58（1）：63-69.

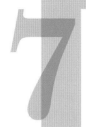

鎮静

鎮静とは

　鎮静とは、治療抵抗性の苦痛を緩和することを目的として鎮静薬を投与することで、予後数日から週単位と予測される、死が近い状況で行われる場合があります。

> 「治療抵抗性の苦痛」（refractory symptom）とは、「患者が利用できる緩和ケアを十分に行っても患者の満足する程度に緩和することができないと考えられる苦痛」を指す

日本緩和医療学会ガイドライン統括委員会編：がん患者の治療抵抗性の苦痛と鎮静に関する基本的な考え方の手引き 2018 年版. 金原出版, 東京, 2018：8. より引用

> 例①　全身倦怠感による身の置きどころのなさや、急激な呼吸困難が生じ、薬剤や薬剤以外のケアを尽くしても苦痛が緩和できない
>
> 例②　終末期せん妄によって覚醒時はいつも混乱し、その人らしさが保たれず、耐えがたい苦痛がある

鎮静の導入までの流れ

　鎮静が妥当かどうかを多様な視点から判断できるように、『がん患者の治療抵抗性の苦痛と鎮静に関する基本的な考え方の手引き』（ガイドライン）が策定されています。これによると、耐えがたい苦痛とは、「患者が耐えられないと明確に表現する、または、患者が苦痛を適切に表現できない場合には患者の価値観や考えをふまえて耐えられないと想定される苦痛」[1]とされています。

　患者さんが認知機能低下などで明確に表現できない場合は、この考えかたに則り、家族からの情報もふまえて患者さんの意思をくみとり、家族とともに鎮静導入の是非を考えます。

　鎮静導入にあたっては、多職種によるカンファレンスを開催し、鎮静導入フローチャート（図1）を用いて、その妥当性を充分吟味したうえで、どのような分類の鎮静（表1）がよいか、患者さんの意識レベルをどの程度に保つかを検討します。

図1 鎮静導入フローチャート

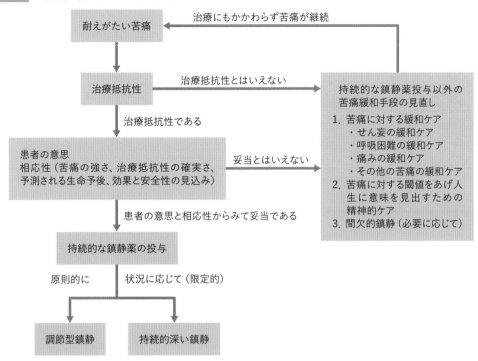

日本緩和医療学会ガイドライン統括委員会編：がん患者の治療抵抗性の苦痛と鎮静に関する基本的な考え方の手引き 2018年版，金原出版，東京，2018：19．より転載

表1 鎮静の分類の定義

間欠的鎮静		鎮静薬によって一定期間（通常は数時間）意識の低下をもたらした後に鎮静薬を中止して、意識の低下しない時間を確保しようとする鎮静
持続的鎮静	苦痛に応じて少量から調節する鎮静（調節型鎮静）	苦痛の強さに応じて苦痛が緩和されるように鎮静薬を少量から調節して投与すること
	深い鎮静に導入して維持する鎮静（持続的深い鎮静）	中止する時期をあらかじめ定めずに、深い鎮静状態とするように鎮静薬を調節して投与すること

日本緩和医療学会ガイドライン統括委員会編：がん患者の治療抵抗性の苦痛と鎮静に関する基本的な考え方の手引き 2018年版，金原出版，東京，2018：10．より転載

　調節型鎮静では、コミュニケーションは可能でも苦痛緩和が十分でない可能性があり、持続的深い鎮静では、確実な苦痛緩和が可能でも、コミュニケーションはできなくなります。そのため、**原則的に調節型鎮静が優先されます。**

　臨床では、強い混乱を伴うような急激な呼吸困難や痛みなどでは、はじめに持続的深い鎮静を導入する場合もあります。

鎮静導入時のアセスメント

　鎮静導入の原因となる症状には、呼吸困難（p.164）、せん妄（p.195）、痛み（p.150）などがあります。わが国では「身のおきどころのなさ」を全身倦怠感に含めることが多いため、全身倦怠感も鎮静の対象に含めることが多くなっています。

　治療抵抗性の苦痛がある場合は、鎮静導入フローチャート（p.215、図1）に沿って臨床的に手を尽くしているかどうかを含め、詳細に検討します。薬剤の種類（図2）の妥当性、症状に見合った投与量か、緩和が期待されるすべての薬剤が使用されたか、そのうえで必要なケアを行っているかを確認します。

 鎮静に使用する薬剤

薬剤の作用：
中枢神経系に作用し、興奮を鎮める

ミダゾラムがよく使用される
（持続静脈注射か持続皮下注射にて少量から開始し、鎮静の目標とする意識レベルになるよう量を調整する）　→　有効でない場合、フェノバルビタール注射薬などが使用される

　死が近づいた患者さんは、精神面ではあきらめや不安が生じたり、スピリチュアルペイン（p.71）が生じたり、金銭的な困りごとにより社会的苦痛・経済的苦痛（p.76）が生じたりするため、症状を複雑化させることも多く、全人的なアセスメントが必要です。患者さん・家族の価値観や考えかたの傾向・死生観などについても情報収集を行って記録し、患者さんの理解や方針決定につなげます。

ケアの実践

　十分な議論や検討を行ってから鎮静を導入した場合でも、**導入後に家族が「自分のせいで患者さんと話ができなくなった」と悩むこともあります。**

　End of Lifeにおいて、持続的な深い鎮静が開始される時期は、自然とコミュニケーションができなくなっていく時期とも重なるため、持続的な深い鎮静によってコミュニケーションの機会が大きく失われるということはない[2]という研究結果もあります。そこで家族には、この時期は眠る時間が長くなることと、鎮静によって、苦痛のある状態のまま意識が低下することを回避したと伝えると、負担感の軽減につながります。

鎮静導入前の説明と意思確認

　鎮静の導入後はすぐに患者さんの意思確認が難しくなるため、導入前に、ていねいで見落としのない検討を、スピーディに行う必要があります。できるだけ患者さん・家族を一堂に集めて意思を確認しますが、死の直前の患者さんは意識レベルが変動しやすいため、患者さんの意識が清明なときに、医療者だけで意思確認を行う場合もあります。

　鎮静前に十分説明しても、鎮静後に「こんなはずではなかった」と感じる家族もいます。鎮静後の生活は一般の人にはわかりづらいため、表2のような点を十分に説明しておくとよいでしょう。その際は、家族の悲嘆にも配慮しましょう。

表2 鎮静導入前に患者さん・家族へ説明することの例

鎮静の意思確認にかかわること	・鎮静とは、薬剤により眠りながら過ごす方法である ・現在の苦痛をやわらげるためには鎮静しか手段がない ・鎮静を導入すると、コミュニケーションをとることが難しくなる ・鎮静と死の時期が重なり、鎮静を始めてすぐに死亡する場合がある
鎮静前に行っておいたほうがよいこと	・会いたい人に会っておく ・家族と患者さんに伝えたいことを伝えておく、聞きたいことを聞いておく
鎮静後の生活について	・鎮静後は寝たきりの生活になるが、寝たまま入浴することができ、適切なおむつ交換や口腔ケアも行う ・ケアについては患者さんの要望を聞き、それに基づいて行う ・鎮静後は毎日多職種で患者さんの状態を評価し、適切な状態を考えて薬剤を調整する

鎮静導入後の家族ケア

　鎮静導入後は、毎日、多職種によるカンファレンスを行い、目標とした意識レベルになるよう適正に鎮静が行われているか、継続してよいかを家族の要望や状況をふまえて評価し記録していきます。家族の思いを傾聴し続けることも大切です。

　また、家族には、患者さんと話ができない代わりに、ケアを行ってもらうのもよいでしょう。患者さんの顔を拭く、軽いマッサージを通して温かい体に触れるなど、家族ができることを具体的に伝え、無理せずに参加してもらいましょう。家族の気持ちを支える一助になることがあります。

　患者さんの好きな音楽をかけたり、好きな香りを焚（た）いたりすることを提案すると、家族はその準備をすることで、役立てたと感じられるようです（図3）。

　家族と情報を共有しながら、患者さんの尊厳を最大限に保つケアを実践していきましょう。

図3 患者さんの好みを尊重したケア

毎朝コーヒーを飲んでいたという患者さん。
家族にコーヒーを用意してもらい、毎朝コーヒー入れて患者さんに香りを楽しんでもらうことを提案すると、家族にも喜んでもらえました。

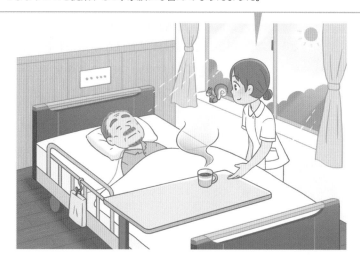

（高野純子）

引用文献

1) 日本緩和医療学会ガイドライン統括委員会編：がん患者の治療抵抗性の苦痛と鎮静に関する基本的な考え方の手引き 2018年版. 金原出版, 東京, 2018：8.
2) 横道直佑：持続的な深い鎮静は患者・家族間のコミュニケーションを減らすか. 日本ホスピス・緩和ケア研究振興財団, 「遺族によるホスピス・緩和ケアの質の評価に関する研究」運営委員会編, 遺族によるホスピス・緩和ケアの質の評価に関する研究 4, 日本ホスピス・緩和ケア研究振興財団, 大阪, 2020：231-234.

参考文献

1) 森田達也：終末期の苦痛がなくならない時, 何が選択できるのか？－苦痛緩和のための鎮静（セデーション）. 医学書院, 東京, 2017：68-90.

End of Lifeにおける
「湯につかる入浴」の効果

　私たち日本人にとって、湯につかる入浴は生活の一部であり、日々の疲れを癒やす大切な時間となっています。それは、End of Lifeにあっても同じです。

　つらい症状と闘い、長期間安静をしいられてきた患者さんに入浴をしてもらったときの顔は、忘れられません。汚れを落としてさっぱりしたのはもちろんのこと、「お風呂に入っている間は、一瞬いろんなことから解放された。お風呂に入れてよかった」と言ってくれたときの表情に、私自身も「看護師をやっていてよかった」と感じました。

　このような経験をきっかけとして、私は、End of Lifeにおける入浴についての研究を行いました。

　まずは、終末期のがん患者さんを対象に、湯につかる入浴の効果を調査しました。緩和ケア病棟に入院している終末期のがん患者さん75名を対象に、日々、入浴日の朝と、入浴30分後、夕方の症状をスコアで評価するというものです。

　57名の患者さんにおいて、最も緩和された症状は倦怠感で、不安、食欲不振、全体的な調子、痛み、気分の落ち込みなど、多くの症状が統計学的に有意に緩和されているという結果となりました。

　もう１つの研究は、遺族への調査です。入院中最期の１か月における湯につかる入浴について、ホスピス・緩和ケア病棟540名、一般病棟345名の遺族から回答が得られました。そのうち湯につかる入浴の経験があったのは、ホスピス・緩和ケア病棟では256名、一般病棟では97名でした。

　遺族の感想として最も多かったのは、「家族として丁寧に扱われたように感じうれしかった（89％）」で、他にも「湯につかった後、患者さんの表情がやわらいだ（86％）」「患者さんは湯につかるお風呂を楽しみ・喜んでいた（84％）」「湯につかった後、患者さんの気持ちが落ちついた（79％）」「家族として、こんな状態でも入浴できることに驚いた（73％）」などの回答が得られました。

　また、ホスピス・緩和ケア病棟では、41％の施設で、死亡２週間以内に入浴を実施しており、かつ52％で機械浴（写真は一例）を実施しているという結果も得られました。

　体力やADLが低下した患者さんの入浴介助には人手も時間も必要であり、臨床では大変なことかもしれません。それでも、患者さんや家族にとってはそれだけの価値があることなのだと、あらためて感じました。

（林　ゑり子）

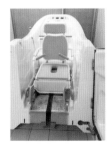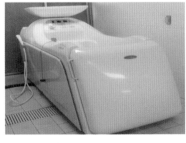

機械浴を行う浴槽の例。体力やADLが低下した患者さんも、座位や臥位のまま入浴することができます。

参考文献

1）Hayashi E, Aoyama M, Fukano F, et al. Effects of Bathing in a Tub on Physical and Psychological Symptoms of End-of-Life Cancer Patients: An Observational, Controlled Study. *Journal of Hospice and Palliative Nursing* 2022 (24)1: 30-39.

2）Hayashi E, Aoyama M, Masukawa K. et al. Bathing in Terminal care of cancer pa II ents and Its Relation to Perceptions ofa 'cood Death": A Nationwide Bereavement survey in Japan. *Palliative medicine reports* 2022 ; 3(1) :55-64.

索 引

患者さんと家族を支える

エンド　オブ　ライフ
End of Life ケア

2023年7月10日　第1版第1刷発行

編　著　林　ゑり子
発行者　有賀　洋文
発行所　株式会社　照林社
　　　　〒112-0002
　　　　東京都文京区小石川2丁目3-23
　　　　電話　03-3815-4921（編集）
　　　　　　　03-5689-7377（営業）
　　　　https://www.shorinsha.co.jp/
印刷所　共同印刷株式会社